和合瑜伽
经络疗愈24式

芳舟 著

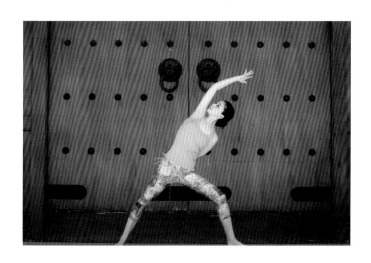

辽宁科学技术出版社
·沈阳·

图书在版编目（CIP）数据

和合瑜伽：经络疗愈24式／芳舟著. —沈阳：辽宁科学技术出版社，2018.1

ISBN 978-7-5591-0401-4

Ⅰ.①和… Ⅱ.①芳… Ⅲ.①瑜伽—基本知识 Ⅳ.①R793.51

中国版本图书馆CIP数据核字（2017）第211640号

出版发行：辽宁科学技术出版社

（地址：沈阳市和平区十一纬路25号 邮编：110003）

印 刷 者：辽宁一诺广告印务有限公司

经 销 者：各地新华书店

幅面尺寸：170mm×240mm

印 张：8

字 数：150千字

出版时间：2018 年 1 月第 1 版

印刷时间：2018 年 1 月第 1 次印刷

责任编辑：郭 莹 邓文君

封面设计：魔杰设计

版式设计：晓 娜

责任校对：王玉宝

书 号：ISBN 978-7-5591-0401-4

定 价：32.00元

投稿热线：024-23280258 联系人：郭莹
邮购热线：024-23284502
投稿QQ：765467383

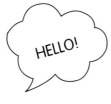

HELLO!

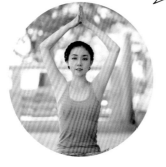

芳舟，原名谢玉艳
高级瑜伽导师
和合瑜伽创始人

作者简介

曾赴巴厘岛、厦门、苏州等地进修研习瑜伽文化。热爱中医文化，近年来潜心研究中医经络学，致力于将印度精准正位瑜伽和祖国传统中医经络学完美地融合为一体，将中医的"和合文化"融入瑜伽体式练习中，2016 年，创立了以"和合瑜伽"命名的新类瑜伽。

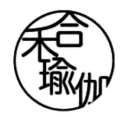

新浪微博
@ 和合瑜伽 – 芳舟

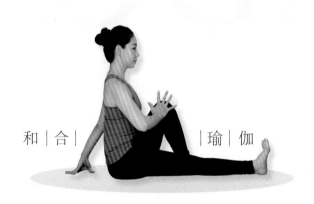

和 | 合 　　　　 | 瑜 | 伽

自　序

这是一个开始。

其实，想写一本关于中医经络和瑜伽的书，是突然间产生的想法。一直以来，我对中国传统文化就情有独钟，从《道德经》《周易》《黄帝内经》到现在的经络养生学说、药膳学说等，中华民族在历史长河中流传下来的古老的智慧结晶，常常让我掩卷长思、顾盼流连。能生为一名华夏子孙，实在是让我欣喜不已。

后来，我成为一名瑜伽导师，古老的印度瑜伽文化同样影响着我。无论是在学习瑜伽的过程中，还是在教授瑜伽的过程中，它独特的魅力，让我在体式练习时，不断地感知自己，自然而然地将身体、感知和心灵、智性融为一体。

中国的中医经络学和印度的瑜伽文化，是两个值得全世界尊崇的文明古国经历了几千年的世代传承留给子孙的文化瑰宝，它们的融合和发扬光大，一定是更加美好和值得关注的。

　　现在，越来越多的人喜欢瑜伽并开始练习，同时，因练习不得要领而给身体带来的伤害也层出不穷，当年，我自己在学习瑜伽的时候也曾经拉伤过肌肉，休养了两周的时间才继续恢复学习。所以，我想把这本书送给那些热爱瑜伽、愿意在瑜伽和经络养生疗愈中越活越年轻的人们，我要告诉大家，练习瑜伽，要从关注安全开始。

　　很多瑜伽爱好者都在追捧高难度的体式，这无可厚非。对绝大多数朋友来说，这的确不容易，而且身体很容易受到伤害。于是我想，应该有一种更加温和、更加安全的瑜伽练习方式，能让一些身体不够强壮的人、有慢性病症的人、有种种身体不适的人可以安全并有效地开始练习，可以同样享受到瑜伽带来的增强活力、疗愈病症的效果。于是，"和合瑜伽"诞生了。

　　《周易》曰："乾道变化，各正性命，保合太和，乃利贞。"意思是说，天时刻都在变化，变化中产生了万物，万物和谐，天下才能安宁。和合精神源于此。创立"和合瑜伽"的本义是，找到一种更温和、更安全的瑜伽，通过体式练习达到气血调和的健康状态，最终达到身心的融合。

　　体式温和、气血调和、身心融合——和合瑜伽。

　　和合瑜伽的特点是，将传统经络学和精准正位瑜伽完美地融合在一起，通过瑜伽体式引导气血在体内循行，并冲击各经脉容易堵塞的穴位，从而达到疏通气血、清理毒素、疗愈病症的效果。本书中共记录了十二个经典体式，每个经典体式后面，都设计了一个温和体式与之对应，这是和合瑜伽与众不同的地方。相信它的安全性和温和性会使更多的朋友开始真正享受自己的瑜伽生活了。想到这里，我就由衷地感到高兴。

　　这本书可以出版，我要感谢很多人。感谢我的先生杜冰，自始至终给予我的支持和鼓励；感谢我的朋友凌志诚，在本书的图片拟定、修正中付出的时间与心血；感谢我的朋友张威，在本书的文字修正、校对中给予的帮助；感谢摄影师阿辉，在拍摄过程中付出的努力；感谢出版社的编辑郭老师，在出版过程中给予的宝贵意见和建议。

　　最后，我想说的是，祖先传于我们的智慧，古老文明赠予我们的瑰宝，是任何金钱和物质都无法比拟的。

　　文章本天成，妙手偶得之，而我，只是那个幸运的人。

C O N T E N T S

目　录

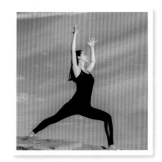
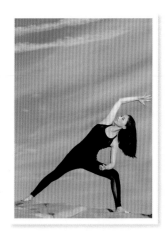

第三章 练习瑜伽之前，你需要知道的⋯⋯ /27

第四章 和合瑜伽热身体式 /31

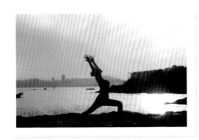

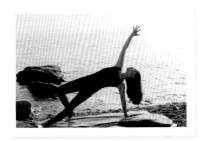

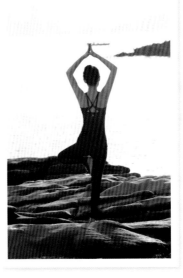

第五章　和合瑜伽经典体式 /43

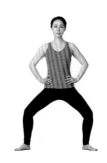

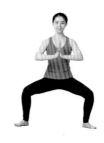

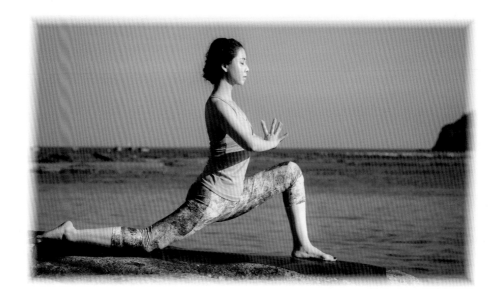

第六章　和合瑜伽休息术　　/103

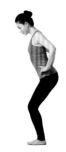

第七章　编排一节完整的瑜伽课　　/111

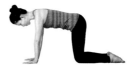

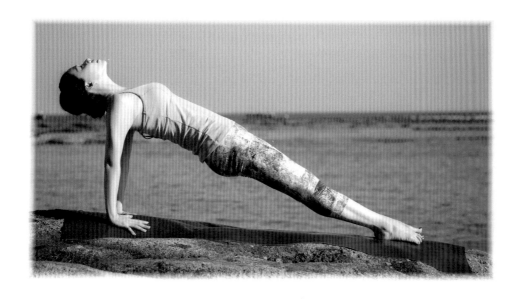

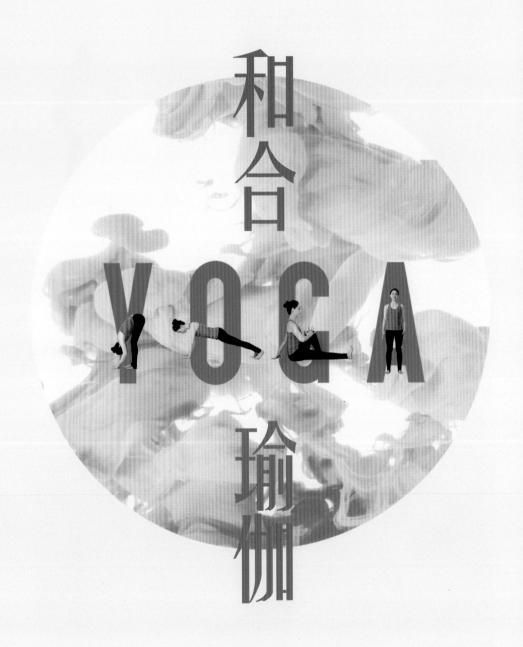

和合

YOGA

瑜伽

第一章

什么是和合瑜伽？

第一节　该怎样练习瑜伽？

　　你在练习瑜伽吗？你曾经对令人眼花缭乱的瑜伽体式望而却步吗？如果你需要的是一本教你如何挑战高难度体式的瑜伽书，那么这本书可能并不适合你。**如果你需要的是在简单易学的瑜伽体式中，对自己身体里的各大经络进行定期养护、疏通，使自己能处于一个"气血调和、经脉畅通"的真正健康的状态，那么，这本书正是你所需要的。**

　　"瑜伽"一词源于梵文词根 yuj，意思是联合、加入、结合和束缚，即把人的注意力集中起来加以引导、运用和实施，是在长期的体式练习中，通过你对自己身体的感知，在体式变化中，对自己身体每个部位的细小变化和发出的警醒有不断的了解和觉知，从而更好地控制自己的身体，渐渐在身体与心灵、自我中找到和谐与平衡。瑜伽，是一场与自己身体的对话。不是比赛，更不是技能的炫耀。

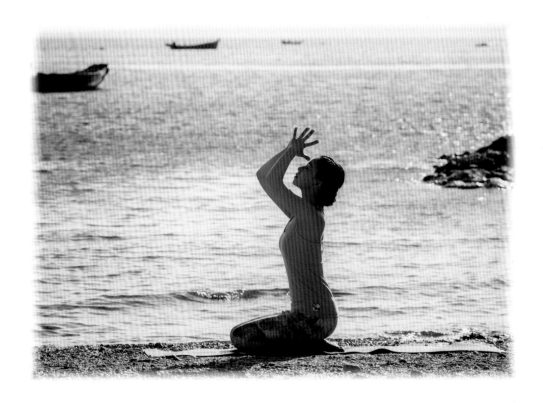

现在，很多人对瑜伽都一知半解，很多在练习瑜伽的人，只是在追捧体式的花样和高难度，不断地挑战自己身体的极限，暗示自己在突破自我的道路上不断提升，从而获得征服自我的满足感。在获得满足感的同时，对身体造成的伤害也越来越多。有的人出现了不同程度的肌腱拉伤、韧带拉伤，有的身体有恙者做了不适合自己的体式，不仅违背了练习瑜伽的初衷，还使身体遭受了一些不必要的伤害。所以，**练习瑜伽首先要考虑的问题是，这个体式对我来说是不是安全？手臂这样伸展，重心放在这里，是不是对身体有伤害？**

第二节　和合瑜伽，是一种更安全的经络疗愈瑜伽

☆和合瑜伽 —— 更温和、更安全的瑜伽练习

少数身体足够健康的人可以练习各种瑜伽体式，并挑战身体的极限。在练习过程中，由于拉伸过度或身体不在正位、没有充分热身等原因，经常会对身体造成大大小小的伤害，运动越多，伤害反而越大。所以，对大多数人来讲，特别是身体处于亚健康状态，或者患有一些常见的慢性病症的人来讲，他们更需要一种足够安全、足够温和的运动、疗愈方式，来给自己的身体不断地补充能量，调整身心状态，循序渐进地强身健体。所以，这本书介绍的和合瑜伽正是这样一种更温和、更安全的运动疗愈方式，适合绝大多数的人练习。

和合瑜伽将中医经络学与印度精准正位瑜伽完美地融合在一体，要求每个体式都必须在身体正位的前提下，缓慢进行。和合瑜伽在体式设计上，采用比较简单易学、但效果同样好的瑜伽体式，合理使用辅具，帮助练习者进入体式，使身体不够强壮的练习者同样可以感受到该体式给身体带来的运动疗愈效果。大家可以在日常生活中，按照书中介绍的步骤、要点及禁忌点，安全地在家练习，如果你是第一次接触瑜伽，建议你在专业的瑜伽老师的指点下，并参考书中的禁忌点，慢慢从最初级的体式，使用辅具开始练习。不要着急，不要逞强，跟着身体的感觉走，每天有一点小进步就很好！

☆和合瑜伽 —— 使人体气血调和、经络通畅的瑜伽练习

人体的气血在身体内的循行路线就是经络。中医经络学上讲"通则不痛、痛则不通"。意思是说，气血循行的路线如果畅通无阻，气血就可以很容易地到达身体各个部位、各个角落，为身体的新陈代谢提供足够的营养和能量，这时候，身体是很舒服的，哪个部位都不会感觉痛。如果你感觉到身体某个部位不舒服，僵硬，有疼痛感，那么，就说明你身体里气血循行的路线有了瘀堵，只有活血化瘀，把人体的各个经络疏通顺畅，身体才会恢复到气血调和、经络畅通的健康状态。

和合瑜伽将博大精深的中国传统经络学与历史悠久的印度传统瑜伽有效地结合在一起，将人体十二条正经对身体的神奇疗愈效果和瑜伽体式对人体、心灵的净化、感知力量密切地融合为一体，使练习者在每个体式练习的过程中，感受相应的经络及穴位中能量的流动和增强，渐渐地，在越来越专注的瑜伽体式练习中，你会真的感知到各条经络的气血在体内的流动，并可以有意识地对自己身体里存在的瘀堵，进行自我疗愈。让自己每天都保持气血充沛、阴阳调和、能量满满的好状态！好的心情来源于好的身体，经络疗愈瑜伽，是一种渗透着中华五千年传统文化的新瑜伽！

☆和合瑜伽 —— 最终达到身体、心灵与理智的和谐

印度伟大的圣哲帕坦加利在《瑜伽经》中说"通过瑜伽八支的练习，使得身体、心灵与理智变为纯净、智性之火熊熊燃烧，唤醒明辨洞察之力"。瑜伽的体式是心理－生理层面上的，不像一般的体育锻炼，仅仅涉及外在。当你在练习体式时，你对自己的身体、肌肉、韧带、骨骼及疼痛开始一点一点有了感知，同时，你的内在的觉知力、专注力、心理承受力也在逐渐发展和稳定，当深层的觉知力得到了培养，就会带来身体和心灵的和谐与平衡。处在身心和谐中的人，外表是安静而平和的，内心却无比纯净而充满智性。练习瑜伽久了，你会发现自己的心态越来越平和，心胸越来越宽广，生活越来越美好，人也越来越年轻，这，就是瑜伽的真正魅力所在，亲爱的朋友们，你还在等待吗？

第三节　和合瑜伽的经络疗愈原理

　　和合瑜伽，是一种更安全、更温和的经络疗愈瑜伽。

　　和合瑜伽不是简单的身体上的伸展练习，它是一种生活的哲学，它帮助我们疏导全身的经络，使气血、能量运行畅通，引导我们感知自己的身体，感知自己的心灵，让我们在与自己身体对话的过程中，学会控制自己的身体和心灵，从而实现内在的宁静与平和。

　　其实，我们的身体有很强的自我修复能力。人体的十二经络就像是城市里的交通要道，气血在这些交通要道中有规律地循行，看到哪里有垃圾、毒素，就会自动将它带走并排出体外，从而保证了我们的身体各个脏腑的正常运转，我们才能在这个世界上健康地工作和生活。如果交通要道被身体里的垃圾堵塞了，气血的正常循行就受到了阻碍，那么，气血不调和的部位，就会出现各种各样的"毛病"，《素问·调经论》中讲到："血气不和，百病乃变化而生。"气血不通畅不调和，人就会生病了。

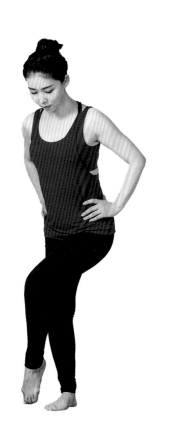

　　和合瑜伽体式的基础是伸展、弯曲、扭转、放松的简单动作，这些动作运用在身体的不同部位，就会对身体的各大经络中容易堵塞的部位和线路予以引导和疏通，气血在体式动作的引导下，冲击各大经络中的堵塞点，使气血在身体里循行的通道恢复畅通。就像一个保卫你身体各个脏腑健康运转的卫士，你通过定期的体式练习，督促它定期地去疏通身体里的交通要道，避免大大小小的堵塞，这样，身体的各种不舒服的症状就会缓解了。

　　你看，瑜伽和经络的结合，是多么的神奇呀!

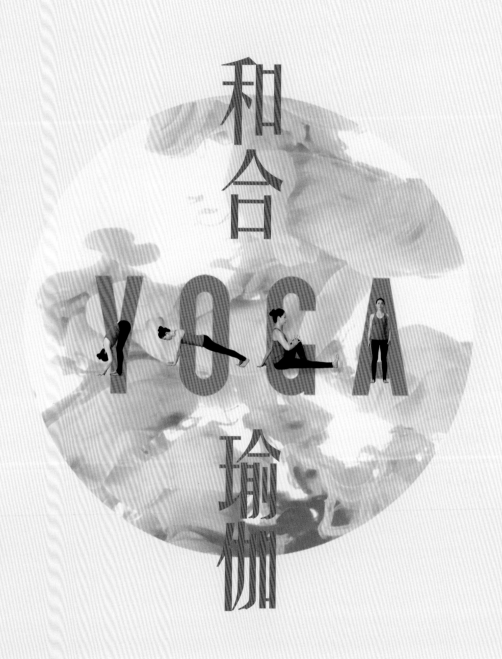

和合
YOGA
瑜伽

第二章

人体的经络，
你了解吗？

两千五百年前，中国诞生了第一部医学巨著 ——《黄帝内经》，在这部经典中，一个重要的概念贯穿于全书，那就是经络。古人发现，人体上有一些纵贯全身的气血运行的通道，他们称之为"经脉"，同时发现这些大的通道上又有一些细小的分支，可以到达全身各个部位，他们称之为"络脉"。《灵枢·经脉》中写道："经脉者，所以能决生死，处百病，调虚实，不可不通。"

十二正经是经络学的核心内容，包括手三阴经（手太阴肺经、手厥阴心包经、手少阴心经）、手三阳经（手阳明大肠经、手少阳三焦经、手太阳小肠经）、足三阳经（足阳明胃经、足少阳胆经、足太阳膀胱经）、足三阴经（足太阴脾经、足厥阴肝经、足少阴肾经）。

让我们一起来了解一下身体里神奇的经络吧！

第一节　肺经及重点疗愈穴位

肺经是一条与呼吸系统密切相关的经络，而且它还关系到胃和大肠的健康。疏通此经气血，可以预防、疗愈呼吸系统和本经循行路线上各部位的病症。如感冒、咳嗽、咽喉肿痛、肩背痛等。

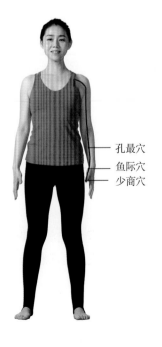

孔最穴
鱼际穴
少商穴

小提示

肺经中有几个重要的、容易堵塞的穴位，大家可以在瑜伽体式练习后，有针对性地进行点揉，对经络的疏通和养护能起到事半功倍的效果。

1. 少商穴
◎取穴位置：拇指外侧指端，指甲边缘的地方。

2. 鱼际穴
◎取穴位置：第一掌骨中点，赤白肉的交际处（手心和手背交界的地方）。

3. 孔最穴
◎取穴位置：手心向上，前臂拇指侧，肘横纹下 5 寸（小臂中点处向肘横纹一横指）处。

第二节　心包经及重点疗愈穴位

心包经是心脏的护卫，能够代心受过，替心脏承受外来的侵袭。疏通此经气血，可以预防和疗愈心血管系统、神经系统和本经循行路线上各部位的病症，如心慌气短、失眠、冠心病、胸满憋痛、高血压、乳腺增生等。

心包经中有几个重要的、容易堵塞的穴位，大家可以在瑜伽体式练习后，有针对性地进行点揉，对经络的疏通和养护能起到事半功倍的效果。

1. 中冲穴
◎取穴位置：手中指末节尖端中央处。

2. 郄门穴
◎取穴位置：手腕腕横纹上5寸（小臂中点处向手腕一横指）处。

3. 天泉穴
◎取穴位置：手臂放桌上，手心向上，腋前纹头下2寸（三指）处。

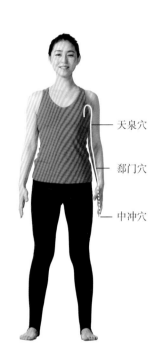

—— 天泉穴

—— 郄门穴

—— 中冲穴

第三节　心经及重点疗愈穴位

心经和心脏有着密切的关系，与小肠经互为表里，是主宰人体的重要经脉。疏通此经气血，可以预防和疗愈心、胸、神志和本经循行路线上各部位的病症。如心慌气短、失眠乏力、胸满憋痛、冠心病、高血压等。

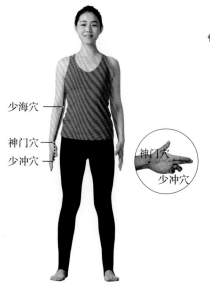

心经中有几个重要的、容易堵塞的穴位，大家可以在瑜伽体式练习后，有针对性地进行点揉，对经络的疏通和养护能起到事半功倍的效果。

1. 少冲穴

◎取穴位置：小指末节，靠无名指侧边缘处。

2. 神门穴

◎取穴位置：腕横纹小指侧，无名指与小指指缝延长线与腕横纹交叉点。

3. 少海穴

◎取穴位置：屈手肘，肘横纹内侧端凹陷处。

第四节　大肠经及重点疗愈穴位

大肠经和肺经的关系非常密切，它是肺和大肠的保护者，疏通此经气血，可以预防和疗愈呼吸系统、消化系统和本经循行路线上各部位的病症。如便秘、腹泻、小腹胀满、下牙痛、胃肠感冒等。

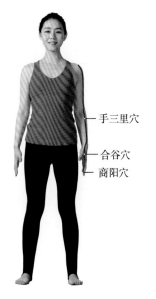

大肠经中有几个重要的、容易堵塞的穴位，大家可以在瑜伽体式练习后，有针对性地进行点揉，对经络的疏通和养护能起到事半功倍的效果。

1. 商阳穴

◎取穴位置：食指指端，靠拇指侧指甲边缘处。

2. 合谷穴

◎手背立起，第一、二掌骨之间，第二掌骨靠拇指侧的中点处。

3. 手三里穴

◎肘关节横纹下2寸（三指）处。

第五节　三焦经及重点疗愈穴位

三焦经又可称为"耳脉"，是耳朵的忠实守护者，疏通此经气血，可以预防和疗愈神经系统和五官方面及本经循行路线上各部位的病症。如偏头痛、耳鸣、烦躁易怒、更年期综合征、肾虚等。

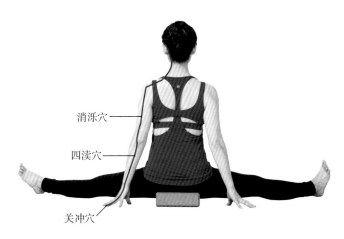

消泺穴

四渎穴

关冲穴

三焦经中有几个重要的、容易堵塞的穴位，大家可以在瑜伽体式练习后，有针对性地进行点揉，对经络的疏通和养护能起到事半功倍的效果。
1. 关冲穴
◎无名指端，指甲靠小指侧边缘处。
2. 四渎（dú）穴
◎小臂背面正中线，肘横纹下2寸（三指）处。
3. 消泺（luò）穴
◎大臂外侧（见图）。

第六节　小肠经及重点疗愈穴位

小肠经和心经互为表里，疏通此经气血，可以预防和疗愈血液循环系统、消化系统和本经循行路线上各部位的病症。如心慌气短、颈椎病、肩关节病、消化不良、落枕等。

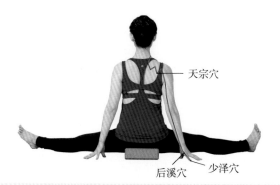

天宗穴

后溪穴 少泽穴

小肠经中有几个重要的、容易堵塞的穴位，大家可以在瑜伽体式练习后，有针对性地进行点揉，对经络的疏通和养护能起到事半功倍的效果。
1. 少泽穴
◎小指指甲外侧下缘处。
2. 后溪穴
◎手掌感情线尾端，在小指下侧边凸起，如一火山口处。
3. 天宗穴
◎肩胛骨岗下窝中央（需他人帮助）。

第七节　胃经及重点疗愈穴位

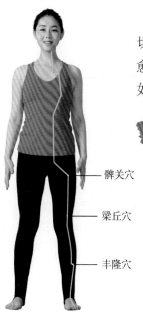

　　胃经是消化系统非常重要的经穴，同时和脾关系密切，维系着人的后天之本。疏通此经气血，可以预防和疗愈消化系统、神经系统和本经循行路线上各部位的病症。如胃酸、胃胀、胃疼、酒后前头痛等。

髀关穴

梁丘穴

丰隆穴

胃经中有几个重要的、容易堵塞的穴位，大家可以在瑜伽体式练习后，有针对性地进行点揉，对经络的疏通和养护能起到事半功倍的效果。
1. 丰隆穴
◎外踝尖和外膝眼连线的中点。
2. 梁丘穴
◎髌骨外上缘直上2寸（三指）处。
3. 髀关穴
◎大腿根部中点偏外侧，下2寸（三指）处。

第八节　胆经及重点疗愈穴位

　　胆经的循行路线是身体的侧面。疏通此经气血，可以预防和疗愈神经系统和本经循行路线上各部位的病症。如口苦、心慌、耳鸣、偏头痛、胸胁痛、腿外侧痛、胆囊炎等。

胆经中有几个重要的、容易堵塞的穴位，大家可以在瑜伽体式练习后，有针对性地进行点揉，对经络的疏通和养护能起到事半功倍的效果。
1. 足临泣穴
◎脚第四趾骨与第五趾骨结合部前方凹陷处。
2. 悬钟穴
◎外踝尖上 3 寸（四指），两骨头之间。
3. 风市穴
◎直立，双手并拢贴在大腿外侧，中指尖下。

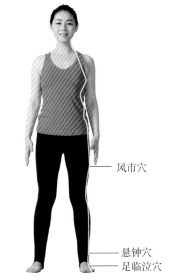

—— 风市穴

—— 悬钟穴
—— 足临泣穴

第九节　膀胱经及重点疗愈穴位

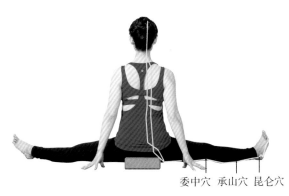

委中穴　承山穴　昆仑穴

　　膀胱经是十二正经中最长的一条经脉，几乎贯穿整个身体，它运行人体中宝贵的体液，是抵御外邪、保护身体的第一道屏障。疏通此经气血，可以预防和疗愈泌尿生殖系统、神经系统、呼吸系统、血液循环系统和本经循行路线上各部位的病症。如腰腿痛、抽筋、感冒初起、头颈痛、眼病等。

膀胱经中有几个重要的、容易堵塞的穴位，大家可以在瑜伽体式练习后，有针对性地进行点揉，对经络的疏通和养护能起到事半功倍的效果。
1. 昆仑穴
◎足外踝尖与跟腱连线中点凹陷处。
2. 承山穴
◎小腿后面正中，腓肠肌两肌腹之间凹陷的顶端。
3. 委中穴
◎膝盖后窝中点处。

第十节　脾经及重点疗愈穴位

脾经与脏腑关系密切，尤其是胃、心脏，同时，它也是治疗妇科病的首选经穴。疏通此经气血，可以预防和疗愈泌尿生殖系统、消化系统、血液循环系统和本经循行路线上各部位的病症。如妇科病、咽喉肿痛、失眠、便秘、糖尿病、高血脂等。

脾经中有几个重要的、容易堵塞的穴位，大家可以在瑜伽体式练习后，有针对性地进行点揉，对经络的疏通和养护能起到事半功倍的效果。
1. 公孙穴
◎足内侧大趾关节后 1 寸处（一拇指）。
2. 三阴交穴
◎小腿内侧，足内踝尖上 3 寸处（四指）。
3. 地机穴
◎小腿内侧，膝关节下 3 寸处（四指）。

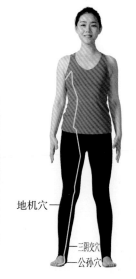

地机穴

三阴交穴

公孙穴

第十一节　肝经及重点疗愈穴位

肝经是护卫身体的大将军，疏通此经气血，可以预防和疗愈免疫系统、神经系统和本经循行路线上各部位的病症。如肝炎、胆囊炎、眼病、胸胁痛、头颈痛、眩晕、高血压、月经不调、乳腺增生、阳痿等。

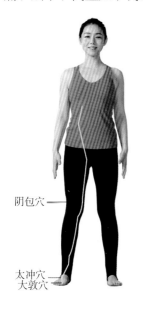

肝经中有几个重要的、容易堵塞的穴位，大家可以在瑜伽体式练习后，有针对性地进行点揉，对经络的疏通和养护能起到事半功倍的效果。
1. 大敦穴
◎脚拇指甲根边缘，靠第二趾一侧。
2. 太冲穴
◎脚背上，第一、二跖骨连接部位前的凹陷中。
3. 阴包穴
◎屈膝，大腿内侧膝关节上 4 寸处（一横掌）。

阴包穴

太冲穴
大敦穴

第十二节　肾经及重点疗愈穴位

　　肾经是人体的先天之本，是与人体脏腑器官有最多联系的一条经脉。疏通此经气血，可以预防和疗愈生殖泌尿系统、血液循环系统和本经循行路线上各部位的病症。如各类肾病、尿频、腰膝酸软、宫寒不孕、失眠多梦、慢性咽炎、水肿等。

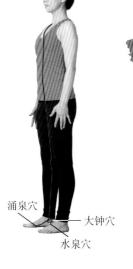

肾经中有几个重要的、容易堵塞的穴位，大家可以在瑜伽体式练习后，有针对性地进行点揉，对经络的疏通和养护能起到事半功倍的效果。
1. 涌泉穴
◎足底前部的凹陷中。
2. 水泉穴
◎足内踝尖与足跟尖连线的中点。
3. 大钟穴
◎足内踝尖与跟腱连线中点下 0.5 寸（1/2 拇指宽度），骨头上缘。

涌泉穴
大钟穴
水泉穴

和合

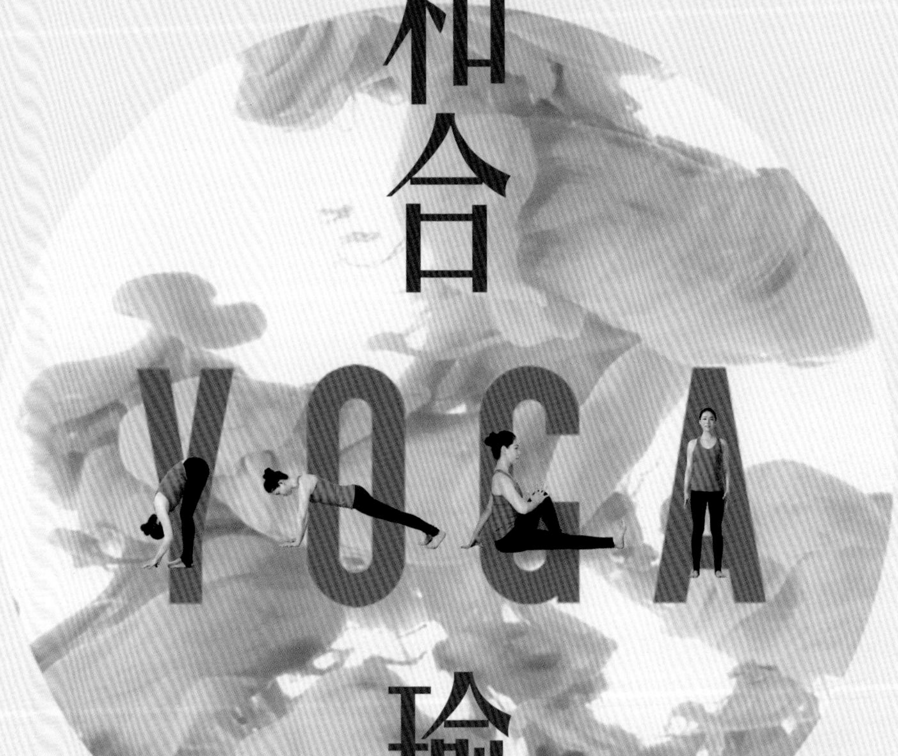

YOGA

瑜伽

第三章

练习瑜伽之前，
你需要知道的……

1. 是否适合自己?

本书中的体式都比较简单易学,而且每个体式的具体步骤之前,都会有一栏"注意事项",里面会详细提示大家,"如果你有……方面的不适,请练习该体式的温和体式"或"如果你有……方面的不适,请避免练习这个体式"。请大家一定认真读完这一栏的内容,并比照自己的身体状况,确定这个体式对自己的身体来说是安全的,才可以进行练习。

2. 一定要热身吗?

大家听说过"百炼成钢绕指柔"吗?硬邦邦的钢铁在炼钢炉里烧得通红后,会变得柔软而有韧性,然后可以加工成各种形状,这个其实就是练习瑜伽前热身的作用。如果没有这个热身过程,结果就只有"宁折不弯"了,所以你看,热身过程有多重要呀,一定不要忽略这个过程,瑜伽练习中很多的伤害(韧带拉伤、肌腱拉伤、肌肉痉挛等)都是因为热身不够造成的。为了能够在安全的前提下,享受瑜伽带给我们的快乐,要记得热身!

3. 这个体式我做不到怎么办?

对于初学者或者身体虚弱的练习者,由于力量不足或对体式要点不清晰等原因,会觉得做到标准体式有点难,没关系,我们在每个体式的后半部分特别设计了适合初级练习者的"温和体式",运用辅具或适当调整动作,可以达到和标准体式一样的运动疗愈效果,完全不需要有顾虑。

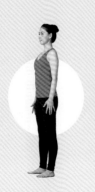
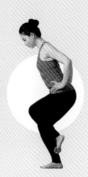
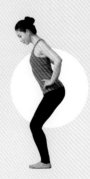

4. 需要先学习呼吸法吗？

我们都知道，呼吸对于瑜伽练习者来说很重要，如果说瑜伽练习可以使身体变得柔韧而有力量，可以对各类病症有预防、缓解、疗愈的作用，那么，呼吸就是加速器，缓慢而深长的呼吸和瑜伽体式结合在一起，就可以达到完美的瑜伽练习效果。但是，对于初学者来说，练习呼吸法是一个缓慢而深入的过程，在刚开始的阶段，你只要保持均匀而放松的呼吸就可以了。等你练习瑜伽一段时间后，对体式有了比较透彻的掌握，再慢慢结合呼吸法练习吧！

5. 练习体式时需要注意什么？

在确定这个体式适合自己之后，你需要先看一下整个步骤，并认真理解这个体式中身体各关键部位的发力要点，做到心中有数后，才可以分步骤地进入体式练习。注意，身体要温和、缓慢地伸展，左右体式要先做右侧，然后再做左侧，千万不要只做一侧的练习。这样可以让身体两侧保持平衡伸展。刚开始的时候，不需要停留太长时间，1~3 组呼吸就可以。等身体适应后，就可以按照书中体式要求的时间来练习啦！

6. 体式与十二经脉的对应是怎样的？

我们都知道，每个体式伸展的部位不同，对身体各条经络的刺激、疏导效果也不一样，有时候，一个体式会涉及并影响到三四条以上的经络，在这本书中，我们将针对每个体式，挑选出疏导气血效果明显的二三条主要经络来进行讲解，大家要记得，经络对身体脏腑的影响是全方位的，不仅仅是影响这二三条主要的经脉。

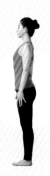 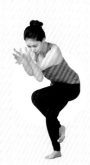 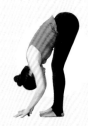

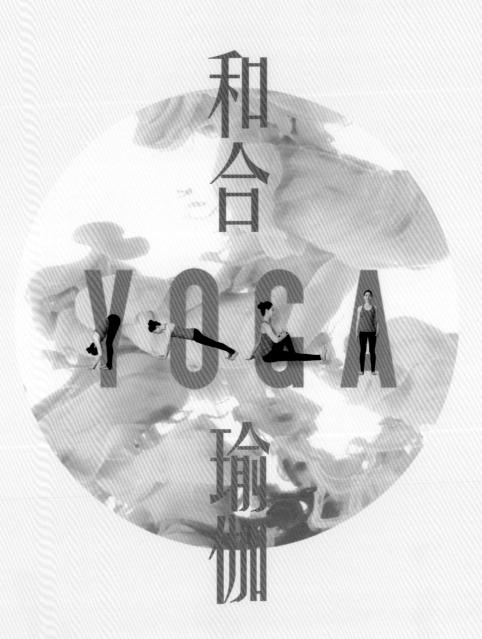

和合
YOGA
瑜伽

第四章

和合瑜伽
热身体式

　　和合瑜伽将经典拜日式序列进行了温和的变化之后，推荐给大家，这套热身序列包含了山立式、站立前屈式、斜板式、眼镜蛇式、下犬式、新月式 6 个经典体式，涵盖了站立、跪立、俯卧、前屈、后弯等练习内容，作为热身来说，拜日式序列可以快速地让身体各部位的气血活跃起来，加速了人体血液循环的运行，为正式开始瑜伽练习做好准备，一定要认认真真地热身，这样在练习中才不会容易出现拉伤。

第一节　拜日式序列（环形体式图）

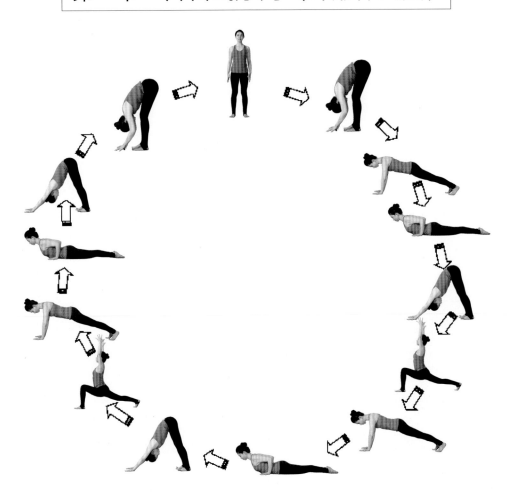

第二节　热身体式要点讲解

1 / 山立式

体式要点：

◇双腿分开，与髋同宽，脚尖向前，尝试将身体的重心放在脚掌和脚跟。

◇收紧大、小腿肌肉，腹部收紧，略卷尾骨向下。

◇挺直腰背，双手五指张开，放在身体的两侧。

◇双肩不断外展，充分打开胸腔。

◇目视正前方，感觉有一种向上的力量，将头顶向上牵引。

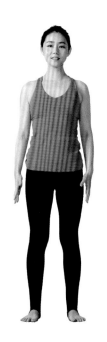

2 / 站立前屈式（屈膝）

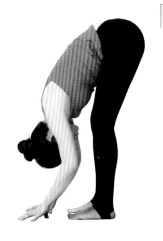

1）**注意事项：** 如果你患有高血压、低血压或女性正处于经期，请避免练习这个体式。

2）**体式过渡：** 吸气，抬双手沿耳侧上延展，呼气，将身体从髋部向前向下，慢慢折叠（注意：时刻保持背部的平整），直到指尖轻触地面，双膝微屈。（注意：保持膝盖和脚尖方向始终向前）

3）**体式要点：**

◇吸气，延展脊柱，呼气，将你的胸部、腹部不断去贴近大腿的前侧。

◇每次呼气时，将你的臀部不断向天花板的方向推送。

3
斜板式

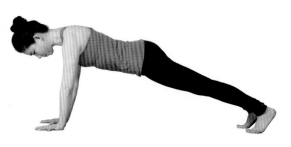

1）注意事项：如果女性正处于经期，请避免练习这个体式。

2）体式过渡：吸气抬头，呼气，将双腿依次向后撤一大步，前脚掌蹬地，双脚与髋同宽，双手放在双肩的下方撑地，保持身体挺直。

3）体式要点：

◇双脚脚跟用力蹬出，收紧大、小腿肌肉。

◇腹部不断收紧，感觉让肚脐不断去寻找、靠近腰椎的方向，略卷尾骨向下。

◇双肩不断外展，让你的双肩远离耳朵。

◇手肘不要过度紧绷，可以略微弯曲肘关节，避免伤害。

◇双手手掌压实地面，虎口处不断下压。

◇在这里保持 1~3 组呼吸。

4
眼镜蛇式

1）体式过渡：吸气，慢慢放下身体，小腿和脚背压实地面，前额贴在地面上，五指大大张开，放在胸部的两侧，大臂夹紧身体。

2）体式要点：

◇再次呼气时，尝试将你的头部、胸部抬离地面。

◇充分调动上背部的肌肉力量，将头部、胸部抬离地面。

◇大臂继续夹紧身体，小臂和手掌不要用力。

◇不要过分抬头，颈部的后方不要有挤压。

◇小腿和脚背不断下压地面。

◇在这里保持 1~3 组呼吸。

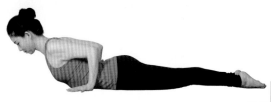

5 / 下犬式

1）注意事项：如果你是高血压或低血压患者，或女性正处于经期，请避免练习这个体式。

2）体式过渡：再次吸气时，放下你的身体，下巴或额头贴在地面上，五指大大张开，放在胸部的下方，肋骨的下缘，双脚掌蹬地。

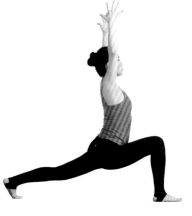

3）体式要点：

◇再次呼气时，尝试将你的臀部向后向上推送，达到最高点。

◇可以将你的双脚向前挪动一个脚掌或半个脚掌的距离，尝试将脚跟下压地面。

◇将身体的重心均匀分布在双脚的脚掌和脚跟，尝试将脚趾抬离地面。

◇手掌不断推地，双肩保持远离你的耳朵。

◇每次呼气时，将你的臀部（坐骨）不断向天花板的方向推送。

◇充分感受双腿后侧的拉伸和整个背部的延展。

◇在这里保持 5~8 组呼吸。

6 / 新月式

1）体式过渡：吸气，抬头，屈双膝，将右腿向前迈一大步，落右脚在右手拇指的方向。

2）体式要点：

◇慢慢将身体的重心转移到双腿上，双手掌心相对，五指大大张开，带动身体向前向上。

◇左脚保持远蹬，收紧大小腿肌肉。

◇右小腿垂直于地面，膝盖不要超过脚踝，并且，膝盖与脚尖方向始终向前。

◇左侧大腿不断内旋，使你的骨盆端正向前。

◇双肩不断外展，手肘向外打开，胸腔不断向上提。

◇上身不要过分后仰，避免挤压到腰椎，造成伤害。

7 斜板式（重复）

1) 注意事项：如果女性正处于经期，请避免练习这个体式。

2) 体式过渡：呼气，手臂慢慢向前向下，放在双肩的下方，在保持臀部高度不变的情况下，将左脚带回，再次恢复斜板式。

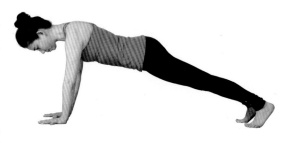

3) 体式要点：

◇双脚脚跟用力蹬出，收紧大小腿肌肉。

◇腹部不断收紧，感觉让肚脐不断去寻找、靠近腰椎的方向，略卷尾骨向下。

◇双肩不断外展，让你的双肩远离耳朵。

◇手肘不要过度紧绷，可以略微弯曲肘关节，避免伤害。

◇双手手掌压实地面，虎口处不断下压。

◇在这里保持 1~3 组呼吸。

8 眼镜蛇式（重复）

1) 体式过渡：吸气，慢慢放下身体，小腿和脚背压实地面，前额贴在地面上，五指大大张开，放在胸部的两侧，大臂夹紧身体。

2) 体式要点：

◇再次呼气时，尝试将你的头部、胸部抬离地面。

◇充分调动上背部的肌肉力量，将头部、胸部抬离地面。

◇大臂继续夹紧身体，小臂和手掌不要用力。

◇不要过分抬头，颈部的后方不要有挤压。

◇小腿和脚背不断下压地面。

◇在这里保持 1~3 组呼吸。

9 下犬式（重复）

1）**注意事项**：如果你是高血压或低血压患者，或女性正处于经期，请避免练习这个体式。

2）**体式过渡**：再次吸气时，放下你的身体，下巴或额头贴在地面上，五指大大张开，放在胸部的下方，肋骨的下缘，双脚掌蹬地。

3）**体式要点**：

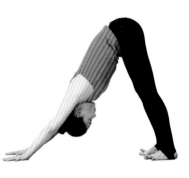

◇再次呼气时，尝试将你的臀部向后向上推送，达到最高点。

◇可以将你的双脚向前挪动一个脚掌或半个脚掌的距离，尝试将脚跟下压地面。

◇将身体的重心均匀分布在双脚的脚掌和脚跟，尝试将脚趾抬离地面。

◇手掌不断推地，双肩保持远离你的耳朵。

◇每次呼气时，将你的臀部（坐骨）不断向天花板的方向推送。

◇充分感受双腿后侧的拉伸和整个背部的延展。

◇在这里保持 5~8 组呼吸。

10 新月式（重复）

1）**体式过渡**：吸气，抬头，屈双膝，将左腿向前迈一大步，左脚落在左手拇指处。

2）**体式要点**：

◇慢慢将身体的重心转移到双腿上，双手掌心相对，五指大大张开，带动身体向前向上。

◇右脚保持远蹬，收紧大小腿肌肉。

◇左小腿垂直于地面，膝盖不要超过脚踝，并且，膝盖与脚尖方向始终向前。

◇右侧大腿不断内旋，使你的骨盆端正向前。

◇双肩不断外展，手肘向外打开，胸腔不断向上提。

◇上身不要过分后仰，避免挤压到腰椎，造成伤害。

11
斜板式（重复）

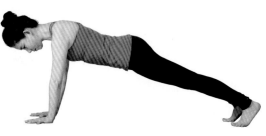

1）注意事项：如果女性正处于经期，请避免练习这个体式。

2）体式过渡：呼气，手臂慢慢向前向下，放在双肩的下方，在保持臀部高度不变的情况下，将右脚带回，再次恢复斜板式。

3）体式要点：

◇双脚脚跟用力蹬出，收紧大小腿肌肉。

◇腹部不断收紧，感觉让肚脐不断去寻找、靠近腰椎的方向，略卷尾骨向下。

◇双肩不断外展，让你的双肩远离耳朵。

◇手肘不要过度紧绷，可以略微弯曲肘关节，避免伤害。

◇双手手掌压实地面，虎口处不断下压。

◇在这里保持 1~3 组呼吸。

12
眼镜蛇式（重复）

1）体式过渡：吸气，慢慢放下身体，小腿和脚背压实地面，前额贴在地面上，五指大大张开，放在胸部的两侧，大臂夹紧身体。

2）体式要点：

◇再次呼气时，尝试将你的头部、胸部抬离地面。

◇充分启动上背部的肌肉力量，将头部、胸部抬离地面。

◇大臂继续夹紧身体，小臂和手掌不要用力。

◇不要过分抬头，颈部的后方不要有挤压。

◇小腿和脚背不断下压地面。

◇在这里保持 1~3 组呼吸。

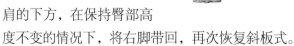

13 / 下犬式（重复）

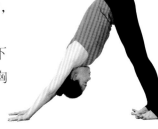

1）注意事项：如果你是高血压或低血压患者，或女性正处于经期，请避免练习这个体式。

2）体式过渡：再次吸气时，放下你的身体，下巴或额头贴在地面上，五指大大张开，放在胸部的下方，肋骨的下缘，双脚掌蹬地。

3）体式要点：

◇再次呼气时，尝试将你的臀部向后向上推送，达到最高点。

◇可以将你的双脚向前挪动一个脚掌或半个脚掌的距离，尝试将脚跟下压地面。

◇将身体的重心均匀分布在双脚的脚掌和脚跟，尝试将脚趾抬离地面。

◇手掌不断推地，双肩保持远离你的耳朵。

◇每次呼气时，将你的臀部（坐骨）不断向天花板的方向推送。

◇充分感受双腿后侧的拉伸和整个背部的延展。

◇在这里保持5~8组呼吸。

14 / 站立前屈式（屈膝）

1）注意事项：如果你患有高血压、低血压或女性正处于经期，请避免练习这个体式。

2）体式过渡：吸气抬头，呼气，屈双膝，向前跳到双手中间的位置。

3）体式要点：

◇双脚调整与髋同宽的距离，双手放在双肩下方。

◇吸气，延展脊柱，呼气，将你的胸部、腹部不断去贴近大腿的前侧。

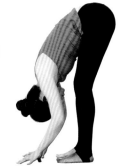

◇双膝微屈，保持膝盖和脚尖方向始终向前。

◇双手可以放在两侧的脚踝上，每次呼气时，将胸部、腹部不断贴近大腿的前侧。

◇每次呼气时，将你的臀部不断向天花板的方向推送。

◇在这里保持1~3组呼吸。

15/
/山立式（结束）

◇吸气，双手扶髋，呼气，拱腰拱背带动身体向上，慢慢直立。

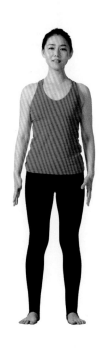

　　整个热身序列到这里就结束了，放松一下身体吧。

　　热身体式序列虽然只有 6 个体式，但是经过合理的组合和适当的重复练习，这套序列会让你感觉身体非常顺畅，一个热身序列共 14 个体式（含重复体式），做下来需要 10~15 分钟。如果你的时间非常紧张，没有足够的时间练习 60 分钟的整节瑜伽课程，那么，建议你可以先坚持练习这套热身序列，给身体一个"小刺激"，对身体也是非常有好处的。瑜伽的练习，一定要循序渐进，慢慢来，不要着急。

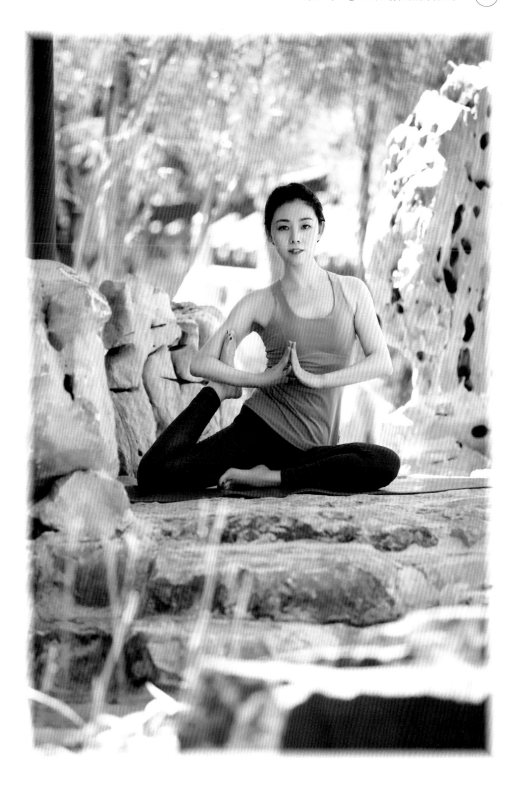

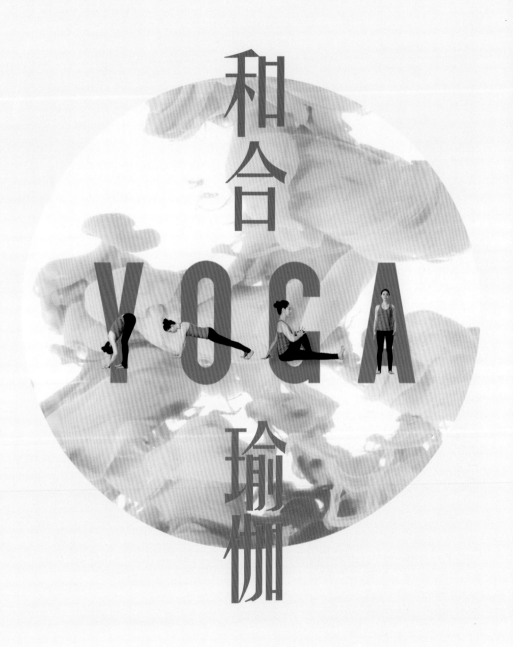

第五章

和合瑜伽
经典体式

第一节　和合瑜伽经典体式介绍

和合瑜伽体式分为站立体式、跪立体式、坐立体式、仰卧体式 4 种。

在这本书中，我们将详细讲解以下 12 个经典体式及它们的温和体式（变体），每个体式都会分为体式准备、体式进入、体式还原 3 个步骤来详细讲解。

1.站立经典体式：风吹树式、幻椅式、战士式、侧三角式、祈祷式、鸟王式。

2.跪立经典体式：新月式、婴儿式。

3.坐立经典体式：坐角式、坐立扭转式。

4.仰卧经典体式：桥式、仰卧扭转式。

第二节　风吹树式精细讲解

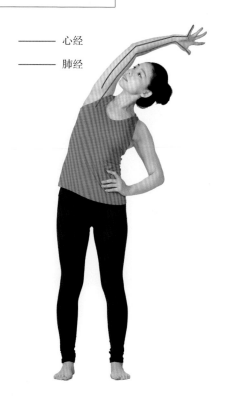

—— 心经
—— 肺经

一、关于体式

在这个体式中，我们的形态像被风吹过的树，枝叶随风摇曳，树干和树根却巍然伫立。通过手臂的充分伸展，缓慢拉伸身体左侧或右侧的腰部，增强了整个脊柱的弹性，同时充分地打开胸腔，有效地疏通了肺经、心经上容易堵塞的穴位，引导气血在经脉中畅通循行。

二、注意事项

如果你有颈部或背部的不适，可以练习风吹树式的"温和体式"。

三、给身体带来的益处

1.通过体式练习，使人体肺经、心经的气

血得到疏通，可以有效缓解身体呼吸系统、血液循环系统的不适，预防和疗愈感冒、咳嗽、咽喉肿痛、肩背痛、心慌气短、失眠乏力、胸满憋痛、冠心病、高血压等症状。

2. 通过伸展脊柱，可以改善脊柱侧弯的情况，矫正不良站姿。

3. 强健腿部、髋部肌肉力量。

4. 塑造紧致的手臂线条。

四、体式精细讲解

步骤1：（准备）

山立式站立，双手扶髋。

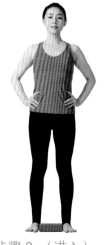

脚部：双脚内缘夹紧一块方砖，将身体的重心均匀分布在脚掌和脚跟。

尝试让你的大、小脚趾压实地面。

腿部：收紧大、小腿肌肉，髌骨上提。

腹部：腹部收紧，略卷尾骨向下。

腰部：挺直腰背。

肩部：双肩不断外展，向后向下。

手部：双手扶髋，保持骨盆端正向前。

头部：目视前方，颈椎、头顶向上延展。

步骤2：（进入）

吸气，抬右手臂沿耳侧向上延展，呼气，将身体慢慢向左向下，同时，头从根部扭转，看向右侧天花板的方向。

脚部：将身体重心均匀分布在双脚上，右脚外缘不断压实地面。

腿部：保持腰部和背部、臀部在一个平面上，不要前弯。

肩部：左肩自然下沉，不要耸肩。

手部：左手扶髋，右手手臂尽量伸向耳朵的侧后方，自然伸展，不要贴在头上。

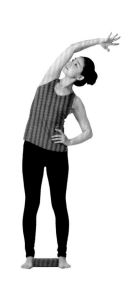

头部：从根部扭转，看向右侧天花板的方向。

呼吸：保持3~5组均匀自然的呼吸。

步骤 3:（还原）

吸气，将身体回正，呼气，放下双手。

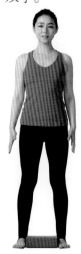

接下来，进行一组反方向的体式练习，体式要点与上述 3 个步骤相同。（注意不要只做一侧）

五、温和体式精细讲解

如果你有颈部或背部的不适，可以练习下面的温和体式。

需准备物品：瑜伽方砖 一块

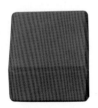

瑜伽方砖

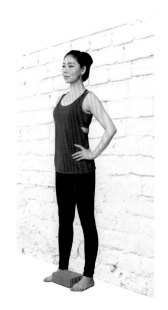

温和步骤 1:（准备）

背靠墙站立，双手扶髋。

脚部：双脚内缘夹紧一块方砖，将身体的重心均匀分布在脚掌和脚跟。

尝试将你的脚趾抬离地面。

腿部：收紧大、小腿肌肉，髌骨上提。

腹部：腹部收紧，略卷尾骨向下。

背部：背部尽量贴在墙壁上。

肩部：双肩不断外展，轻触身后的墙壁。

手部：双手扶髋，保持骨盆端正向前。

头部：目视前方，颈椎、头顶向上延展。

温和步骤 2：（进入）

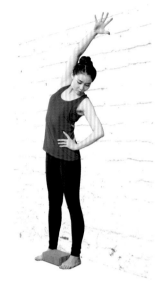

吸气，抬右手臂沿耳侧向上延展，呼气，将身体慢慢向左向下，同时，低头看向左脚脚尖的方向。

脚部：将身体重心均匀分布在双脚上，右脚外缘不断压实地面。

背部：保持背部、臀部贴在身后的墙壁上。

肩部：左肩自然下沉，不要耸肩。

手部：左手扶髋，右手手臂尽量伸向耳朵的侧后方，自然伸展，不要贴在头上。

头部：低头，看向左脚脚尖的方向。

呼吸：保持 3~5 组均匀自然的呼吸。

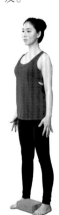

温和步骤 3：（还原）

吸气，将身体回正，呼气，放下双手。

接下来，进行一组反方向的体式练习，体式要点与上述 3 个步骤相同。（注意不要只做一侧）

六、重点穴位按摩

练习本体式后，结合以下重点穴位进行点按，可以强化经脉疏通的效果：

1. 心经：少冲穴、神门穴、少海穴。
2. 肺经：少商穴、鱼际穴、孔最穴。

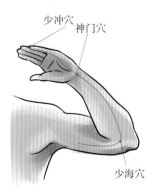

心经

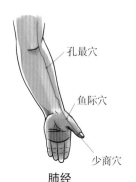

肺经

第三节　幻椅式精细讲解

一、关于体式

这个体式是因为形态像坐在一把虚幻的椅子上而得名的。在练习这个体式时，通过协同手臂与腿的动作，我们开始对手指、脚趾产生细微的觉知，可以学习到腿部进行弯曲时，如何保持身体的正位和平衡。动态的幻椅式练习会产生快速热身的效果。

二、注意事项

1. 如果女性正处于经期，要避免练习这个体式。

2. 如果你患有腰部或膝关节的不适，可以练习幻椅式的温和体式。

三、给身体带来的益处

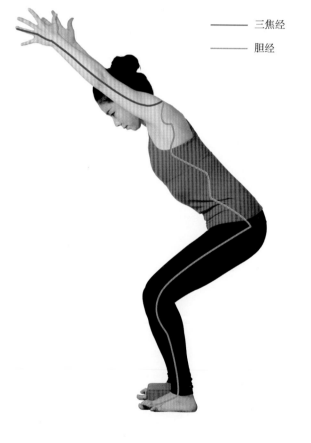

—— 三焦经
—— 胆经

1. 通过体式练习，使人体胆经、三焦经的气血得到疏通，可以有效缓解身体神经系统和泌尿系统的不适，预防和疗愈口苦、偏头痛、咽痛、目眩、耳鸣、肩周痛等症状。

2. 增强背部、腿部的肌肉力量，塑造紧实的腿部线条。

3. 有提臀的功效。

四、体式精细讲解

需准备物品：瑜伽方砖 一块

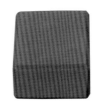

瑜伽方砖

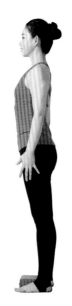

步骤 1：（准备）

山立式站在地上，双脚内缘夹紧一块方砖，双手放在身体的两侧。

脚部：身体的重心均匀分布在脚掌和脚跟，双脚内缘继续夹紧方砖。

腿部：收紧大、小腿肌肉，髌骨向上提。

手部：五指大大张开。

步骤 2：（进入）

吸气，抬双手手臂沿耳侧向上延展，呼气，屈膝，将你的臀部向后向下坐。

腿部：每次呼气时，身体向下坐，尝试让你的大腿平行于地面。注意膝盖不要超过脚尖，两侧膝盖不要内扣。

腰腹部：收紧腹部，不要塌腰，略卷尾骨向下。

背部：不要拱背，始终保持背部平整。

肩部： 双肩不断外展，向后向下，让你的肩头远离耳朵。

肘部：可以略屈手肘，充分打开胸腔。

呼吸：在你觉得身体可以承受的位置停留，保持 1~3 组呼吸。

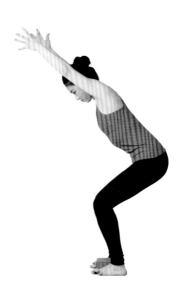

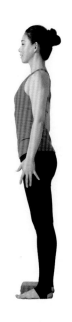

步骤 3：（还原）

吸气，绷直双膝，带动身体回正，呼气，放下双手。

五、温和体式精细讲解

如果你患有腰部或膝关节的不适，可以练习下面的温和体式。

需准备物品：瑜伽方砖一块　薄毯子一条

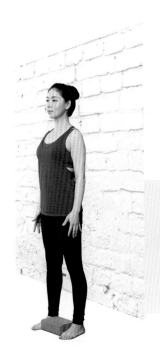

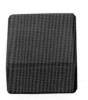

瑜伽方砖

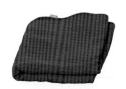

薄毯子

温和步骤 1：（准备）

背对墙站立，与墙的距离为大腿根部到膝盖的长度，双脚内缘夹紧一块方砖。

脚部：身体的重心均匀分布在脚掌和脚跟，双脚内缘继续夹紧方砖。

温和步骤 2：（进入）

吸气，双手指尖冲下、掌心向后触摸到墙，手掌向下滑动，带动身体向后向下，同时，肩部、背部、臀部靠在墙上。

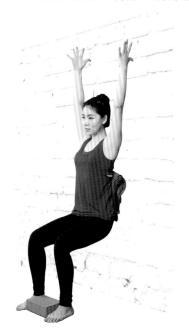

腿部：尽可能让大腿平行于地面。

膝盖不要超过脚踝，两侧膝盖不要内扣。

臀部：紧紧贴在墙上，和墙壁形成一股对抗的力量。

腰部：薄毯子折叠后垫在腰和墙壁之间的空隙里，使腰部放松。

背部：整个背部紧紧贴在墙上，和墙壁形成一股对抗的力量。

肩部：双肩外展，靠在墙上。

手部：双手手臂向上，掌心相对，拇指自然贴在墙上。

呼吸：保持1~3组平稳而自然的呼吸。

温和步骤 3：（还原）

双手指尖向下，掌心向后，抵在腰部两侧的墙壁上，呼气时，借双手推墙的力量，身体向前倾，同时慢慢绷直双膝，站立起身，将身体回正。

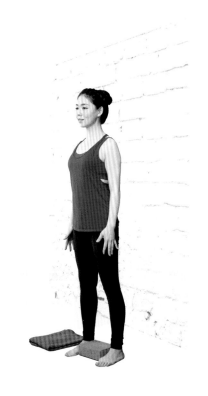

六、重点穴位按摩

　　练习本体式后，结合以下重点穴位进行点按，可以强化经脉疏通的效果：

　　1. 胆经：足临泣穴、悬钟穴、风市穴。

　　2. 三焦经：关冲穴、四渎穴、消泺穴。

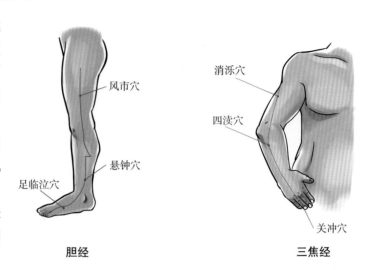

胆经　　　　　　三焦经

第四节　战士式精细讲解

一、关于体式

　　这个体式是以一位传奇式的武士雅拉巴德纳来命名的，练习这个体式，可以使你的四肢和躯干得到较好的锻炼，增加膝关节、髋关节的灵活性，有助于培养你的力量和耐力。

二、注意事项

　　1. 如果你患有心脏病或者腹泻，请不要练习这个体式。

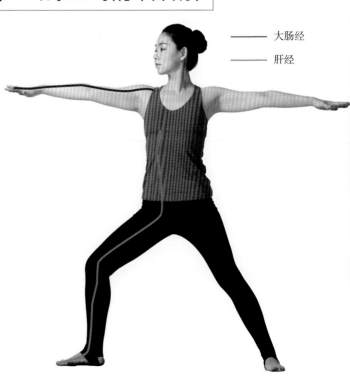

—— 大肠经
—— 肝经

2. 如果女性月经量过多，也要避免练习这个体式。

3. 如果你有腰背部的不适或腰腿部力量虚弱，可以练习战士式的温和体式。

三、给身体带来的益处

1. 通过体式练习，使人体肝经、大肠经的气血得到疏通，可以有效缓解身体呼吸系统、消化系统和神经系统的不适，预防和疗愈眩晕、咽痛、失眠、高血压、头痛、腹痛、肠炎、肠鸣等症状。

2. 通过扩展胸部来改善呼吸能力，提高肺活量。

3. 缓解下背部的疼痛，有助于治疗椎间盘脱出。

4. 减少大腿根部的脂肪堆积，塑造腿部线条。

四、体式精细讲解

步骤 1：〔准备〕

双腿开立，两脚大约一条腿的距离，右脚从大腿根部向右旋转 90°，双手扶髋，使骨盆端正。

脚部：将身体重心均匀分布在脚掌和脚跟。

腿部：收紧大、小腿肌肉，髌骨向上提。

髋部：保持骨盆端正向前。

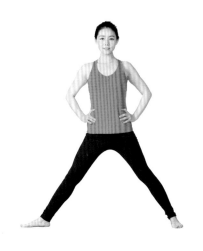

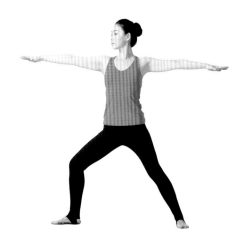

步骤 2：〔进入〕

吸气，手臂掌心向下，两侧平展，呼气，屈右膝，尽可能保持身体位置不变的情况下，使右小腿垂直于地面，头从根部扭转，看向右手手指的方向。

脚部：左脚外缘不断下压地面，保持重心不偏移。

腿部：左侧膝盖不要内扣，保持和脚尖方向一致向前。

　　　　右侧膝盖不要超过脚踝，小腿垂直于地面。

髋部：每次呼气时，在保持髋部不变的情况下，将右膝缓缓向外打开。

腹部：收腹，不要塌腰。

肩部：双肩和手臂尽可能成一条直线。

手臂：双手五指大大张开，可以略微曲手肘。

呼吸：在这里保持 3~5 组呼吸。

步骤 3：（还原）

　　吸气，头部回正，呼气，绷直右膝，同时手臂放下，双脚呈内外八字收回，还原到山立式。

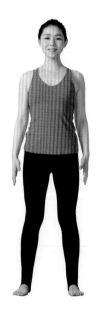

　　接下来，进行一组反方向的体式练习，体式要点与上述 3 个步骤相同。（注意不要只做一侧）

五、温和体式精细讲解

如果你有腰背部不适或腰腿部力量虚弱，可以练习下面的温和体式。

温和步骤 1：（准备）

身体靠墙，肩部和臀部轻触墙面，双腿开立，大约一条腿的距离，右腿从大腿根部向右旋转 90°，双手扶髋，使骨盆端正。

脚部：将身体重心均匀分布在脚掌和脚跟。

腿部：收紧大、小腿肌肉，髌骨向上提。

髋部：保持两侧臀部轻触墙面，避免骨盆歪斜。

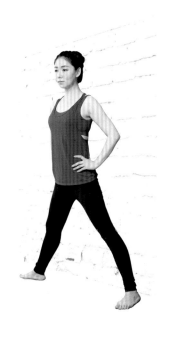

温和步骤 2：（进入）

吸气，手臂掌心向下，两侧平展，呼气，屈右膝，尽可能保持身体位置不变的情况下，使右小腿垂直于地面，头从根部扭转，看向右手手指的方向。

脚部：左脚外缘不断下压地面，保持重心不偏移。

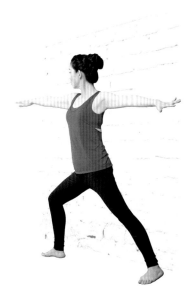

腿部：左侧膝盖不要内扣，保持和脚尖方向一致向前。

右侧膝盖不要超过脚踝，小腿垂直于地面。

臀部：每次呼气时，在保持两侧臀部轻触墙面的情况下，将右膝缓缓向外打开。

腹部：收腹，不要塌腰。

肩部：双肩轻触墙面，和手臂尽可能成一条直线。

手臂：双手五指大大张开，可以略微曲手肘。

呼吸：在这里保持 3~5 组呼吸。

温和步骤 3：（还原）

　　吸气，头部回正，呼气，绷直右膝，同时手臂放下，双脚呈内外八字收回，还原到靠墙站立姿势。

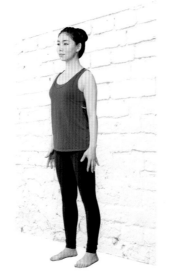

　　接下来，进行一组反方向的体式练习，体式要点与上述 3 个步骤相同。（注意不要只做一侧）

六、重点穴位按摩

练习本体式后，结合以下重点穴位进行点按，可以强化经脉疏通的效果：

1. 肝经：大敦穴、太冲穴、阴包穴。

2. 大肠经：商阳穴、合谷穴、手三里穴。

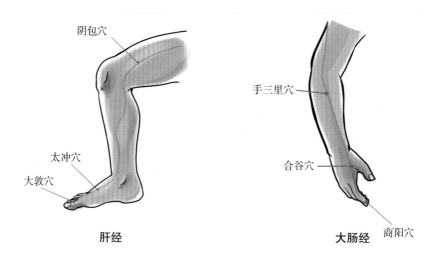

肝经　　　　　　　　　　大肠经

第五节 侧三角式精细讲解

一、关于体式

在这个体式中，你的身体两侧可以得到充分的伸展，从一侧的脚趾一直伸展到另一侧的手指间。在练习这个体式时，需要保持好身体的稳定性。

二、注意事项

1. 如果你患有高血压或低血压，请不要练习这个体式。

2. 如果女性月经量过多，也要避免练习这个体式。

3. 如果你有颈部不适或腰腿部力量虚弱，请练习侧三角式的温和体式。

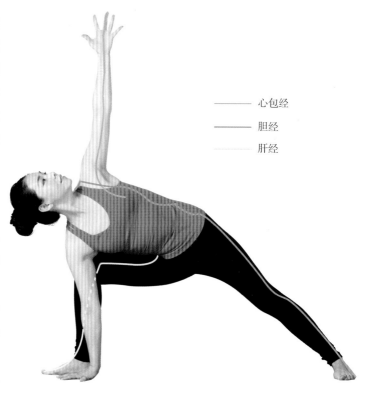

—— 心包经

—— 胆经

—— 肝经

三、给身体带来的益处

1. 通过体式练习，使人体肝经、胆经、心包经的气血得到疏通，可以有效缓解身体神经系统、呼吸系统和血液循环系统的不适，预防和疗愈眩晕、头痛、口苦、心慌气短、耳鸣、胸胁痛、坐骨神经痛、失眠乏力等症状。

2. 强健心肌，提高肺活量。

3. 减少腰部、臀部的脂肪堆积。

四、体式精细讲解

步骤 1：（准备）

双腿开立，两脚大约一条腿的距离，右脚从大腿根部向右旋转 90°，双手扶髋，使骨盆端正。

脚部：将身体重心均匀分布在脚掌和脚跟。

腿部：收紧大、小腿肌肉，髌骨向上提。

髋部：保持骨盆端正向前。

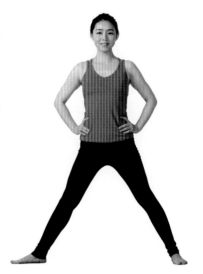

步骤 2：（进入）

吸气，手臂掌心向前，两侧平展，呼气，屈右膝，同时身体向右向下，右手手掌放在右脚的内缘处，左手向上，指向天花板的方向，头从颈根部扭转，看向左手手指的方向。

脚部：左脚外缘不断下压地面，保持重心不偏移。

腿部：左侧膝盖不要内扣，保持和脚尖方向一致向前。

右侧膝盖不要超过脚踝，小腿垂直于地面。

髋部：在每次呼气时，尝试展开右侧腹股沟向前，同时，将右膝缓缓向外打开。

背部：保持背部、臀部在一条直线上。

手臂：左手手臂不断向上，想象着有一股力量将你的左手不断向上提，尽可能让双臂成一条直线。

右手手掌轻触地面，尽量不要把重心放在右手上。

呼吸：在这里保持 3~5 组呼吸。

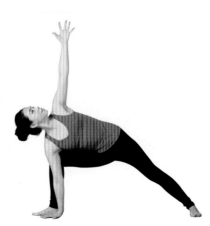

步骤 3：（还原）

吸气，左手向下，呼气，绷直右膝，同时，右手推地，带动身体直立，再次呼气时，双脚呈内外八字收回，还原到山立式。

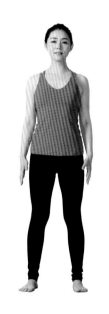

接下来，进行一组反方向的体式练习，体式要点与上述 3 个步骤相同。（注意不要只做一侧）

五、温和体式精细讲解

如果你有颈部不适，或腰腿部力量虚弱，可以练习侧三角式的温和体式。

需准备的物品：瑜伽方砖一块

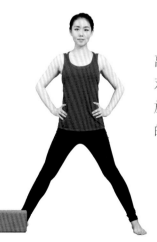

瑜伽方砖

温和步骤 1：（准备）

双腿开立，两脚大约一条腿的距离，右脚从大腿根部向右旋转 90°，双手扶髋，使骨盆端正，将一块方砖放在右脚前方 5 厘米处，平行于右脚的内缘。

脚部： 将身体重心均匀分布在脚掌和脚跟。

腿部： 收紧大、小腿肌肉，髌骨向上提。

髋部：保持骨盆端正向前。

温和步骤 2：（进入）

吸气，手臂掌心向前，两侧平展，呼气，屈右膝，同时身体向右向下，右手虎口压在右脚前侧的方砖上，左手向上，指向天花板的方向，同时，低头看向右脚脚跟处。

脚部：左脚外缘不断下压地面，保持重心不偏移。

腿部：左侧膝盖不要内扣，保持和脚尖方向一致向前。

右侧膝盖不要超过脚踝，小腿垂直于地面。

髋部：在每次呼气时，尝试展开右侧腹股沟向前，同时，将右膝缓缓向外打开。

背部：保持背部、臀部在一条直线上。

手臂：左手手臂不断向上，想象着有一股力量将你的左手不断向上提，尽可能让双臂成一条直线。

右手轻按方砖，尽量不要把重心放在右手上。

呼吸：在这里保持 3~5 组呼吸。

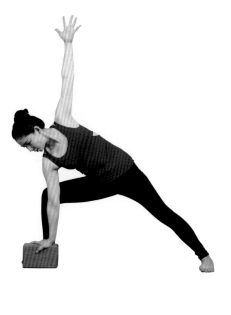

温和步骤 3：（还原）

吸气，左手向下，呼气，绷直右膝，同时，右手推方砖，带动身体直立，再次呼气时，双脚呈内外八字收回，还原到山立式。

接下来，进行一组反方向的体式练习，体式要点与上述 3 个步骤相同。（注意不要只做一侧）

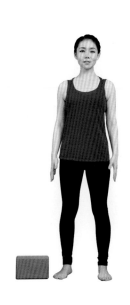

六、重点穴位按摩

练习本体式后，结合以下重点穴位进行点按，可以强化经脉疏通的效果。

1. 肝经：大敦穴、太冲穴、阴包穴。
2. 胆经：足临泣穴、悬钟穴、风市穴。
3. 心包经：中冲穴、郄门穴、天泉穴。

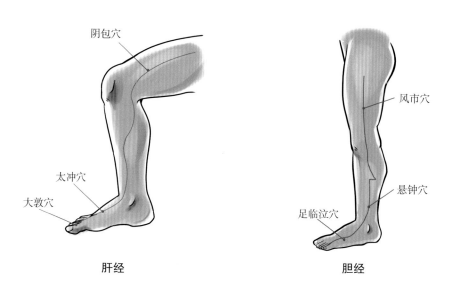

肝经　　　　　　　　　　胆经

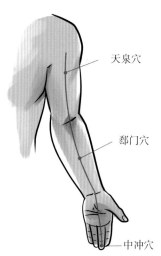

心包经

第六节 祈祷式精细讲解

一、关于体式

在这个体式中，你的腿部可以得到力量锻炼，在手臂相互的对抗中，充分扩展了胸腔，使肩部、后颈部得到了有效的伸展，在练习这个体式时，身体躯干要始终垂直于地面。

二、注意事项

如果你有膝盖或背部不适，可以练习祈祷式的温和体式。

三、给身体带来的益处

1.通过体式练习，使肝经、心包经得到快速的疏通，可有效缓解神经

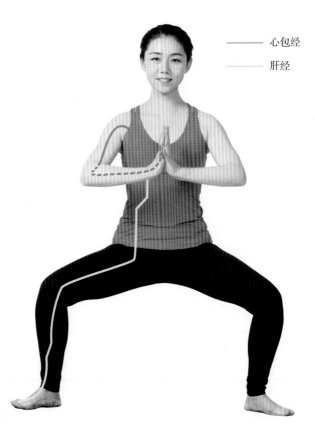

心包经

肝经

系统、血液循环系统和生殖系统的不适，有效缓解和疗愈头痛、失眠、眩晕、痛经、乳腺增生、胸闷气短、胸胁痛等症状。

2.强健腿部的肌肉力量，增强骨盆区域的血液循环。

3.通过扩展胸腔，增强肺活量。

4.减少大腿和臀部的脂肪堆积。

四、体式精细讲解

步骤 1：（准备）

双腿开立，两脚大约一条腿的距离，双脚从大腿根部向外打开 45°，双手扶髋。

腿部：膝盖微屈，保持膝盖和脚尖方向一致，收紧大、小腿肌肉。

腰部：挺直腰背。

腹部：腹部收紧，不要塌腰。

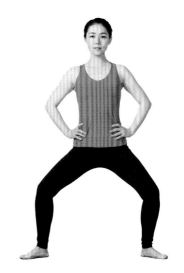

步骤 2：（进入）

吸气，向上延展脊柱，呼气，双手在胸前合十，再次呼气时，将臀部垂直向下坐，尽可能让大腿平行于地面。

脚部：将身体的重心均匀分布在脚掌和脚跟。

腿部：收紧大、小腿肌肉，膝盖不要内扣，也不要超过脚踝。

髋部：充分感受腹股沟的强烈和髋部打开拉伸。

肩部：双肩不断外展，向后向下。

手臂：大臂打开，小臂平行于地面。

手部：五指大大张开，掌心相对，双手掌心不断相互对抗，充分打开胸腔。

上身：保持上身躯干垂直于地面。

呼吸：在这里保持 3~5 组呼吸。

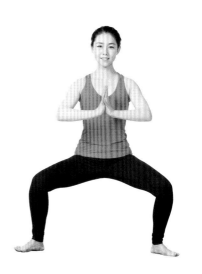

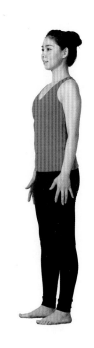

步骤 3：（还原）

吸气，绷直双膝，放下双手，呼气，双脚呈内外八字收回。

五、温和体式精细讲解

如果你有膝盖或背部的不适，可以练习下面的温和体式。

需准备的物品：薄毯子一条

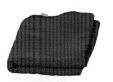

薄毯子

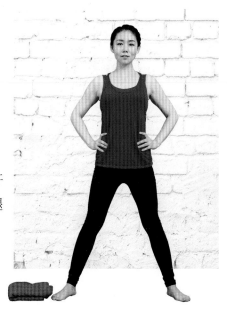

温和步骤 1：（准备）

在背向墙壁 50 厘米左右的位置双腿开立，双脚间 70~80 厘米的距离，双脚从大腿根部向外打开 45°，双手扶髋。

腿部：膝盖和脚尖方向一致，收紧大、小腿肌肉。

腹部：腹部收紧，不要塌腰。

温和步骤2：（进入）

　　吸气，向上延展脊柱，呼气，双手掌心向后，指尖向下，扶在墙壁上，再次呼气时，上身向后，背部靠在墙壁上，同时，臀部贴在墙壁上垂直向下坐，（可以适当调整双脚距离墙壁的位置，注意脚尖、膝盖仍需保持45°角向外打开）直到让你的大腿平行于地面。同时，双手在胸前合十。

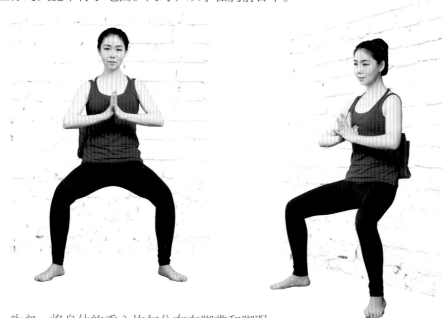

脚部：将身体的重心均匀分布在脚掌和脚跟。

腿部：收紧大、小腿肌肉，膝盖不要内扣，不要超过脚踝。

臀部：两侧臀部贴在墙壁上，和墙壁形成一股相互对抗的力量。

髋部：充分感受腹股沟的拉伸感。

腰背部：背部贴在墙壁上，将一条薄毯子折叠后放在腰部和墙壁的空隙中，使腰椎放松。

肩部：双肩不断外展，和墙壁形成一股相互对抗的力量。

手臂：大臂打开，小臂平行于地面。

手部：五指大大张开，掌心相对，双手掌心不断相互对抗，充分打开胸腔。

头部：后脑勺轻轻贴在墙壁上。

呼吸：在这里保持3~5组呼吸。

温和步骤3：（还原）

吸气，双手掌心向后，指尖冲下，扶在墙壁上，呼气，双手推墙，上身前倾，同时绷直双膝，双脚呈内外八字收回，身体站直。

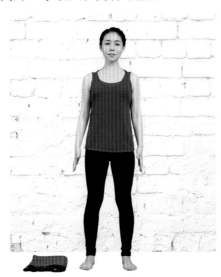

六、重点穴位按摩

练习本体式后，结合以下重点穴位进行点按，可以强化经脉疏通的效果：

1.肝经：大敦穴、太冲穴、阴包穴。

2.心包经：中冲穴、郄门穴、天泉穴。

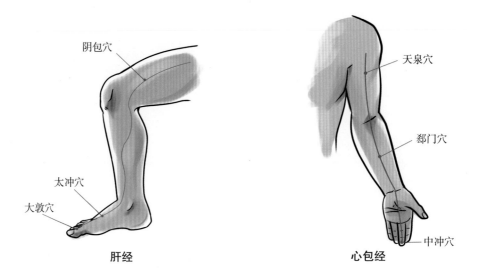

肝经　　　　　　　　　　　心包经

第七节　鸟王式精细讲解

一、关于体式

在这个体式中，通过双腿、手臂的缠绕和相互对抗，你可以感受到肩部、手臂、腿部的深度拉伸，内脏会得到温和的按摩，你将学会在四肢相互对抗的力量中，找到身体平衡的感觉。

二、注意事项

1. 如果女性正处于经期，要避免练习这个体式。

2. 如果你有肩部、肘部、膝关节的不适，可以练习鸟王式的温和体式。

三、给身体带来的益处

1. 通过体式练习，使小肠经、脾经得到快速的疏通，可有效缓解呼吸系统、神经系统、消化系统的不适，有效缓解和疗愈咽喉肿痛、目眩、耳鸣、手麻、肩周痛、腹胀、腹泻、胸闷气短、胃痛、消化不良等症状。

2. 强健脚踝力量，增强身体平衡能力，预防大脑功能退化。

3. 深度放松背部、肩部肌肉，增强四肢的柔韧性。

4. 减少大腿、大臂的脂肪堆积，塑造健美的线条。

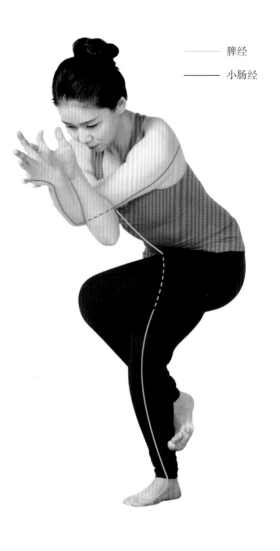

—— 脾经
—— 小肠经

四、体式精细讲解

步骤 1：（准备）

双脚并拢站立在地上，双手扶髋，略屈双膝，
身体略微前倾。

脚部：将身体的重心均匀分布在脚掌和脚跟。

腿部：大、小腿肌肉收紧，膝盖并拢，略屈。

腹部：收紧腹部，略卷尾骨向下。

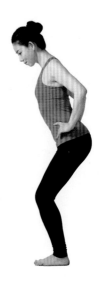

步骤 2：（进入 1）

慢慢地将身体的重心转移到右脚上，抬起右腿，与右大腿在根部交叉，小腿
互相缠绕，尝试用你的右脚脚尖勾住左脚的脚踝，稳定好身体的重心。

脚部：右脚内缘用力下压地面，将重心稳定在脚掌和脚跟。

腿部：双腿紧紧缠绕，找到一种不断相互对抗的力量，稳定好身体的重心。
尽可能让你的双膝向前。

髋部：双手扶髋，保持骨盆端正向前。

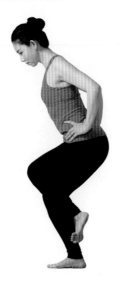

步骤 3：（进入 2）

再次吸气时，双手手臂在体侧打开，掌心向前，呼气，右臂在上，右臂在下，大臂交叉，小臂互相缠绕，尝试用你的左手手指贴在右手手腕的内侧。再次呼气时，大臂离开胸部，小臂慢慢向外展开。

背部：不要拱背，始终保持背部平整。

腹部：再次呼气时，尝试让你的腹部不断贴近大腿的前侧。

肩部：双臂不断相互对抗，感受肩部强烈的拉伸，同时双肩继续向后向下。

手部：尽可能让双手的拇指指向自己。

呼吸：在这里保持 1~3 组呼吸。

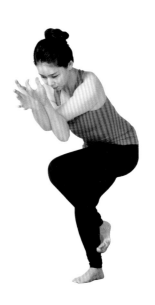

步骤 4：（还原）

吸气，松开双臂、双腿，呼气，绷直双膝，恢复直立，放松一下身体。

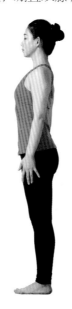

接下来，进行一组反方向的体式练习，体式要点与上述 4 个步骤相同。（注意不要只做一侧）

五、温和体式精细讲解

如果你有肩部、肘部、膝关节的不适，可以练习下面的温和体式。

温和步骤 1：（准备）

双脚并拢站立在地上，双手扶髋，略屈双膝，身体略微前倾。

脚部：将身体的重心均匀分布在脚掌和脚跟。

腿部：大、小腿肌肉收紧，膝盖并拢，略屈。

腹部：收紧腹部，略卷尾骨向下。

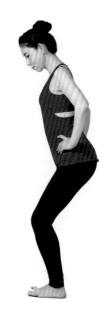

温和步骤 2：（进入 1）

慢慢地将身体的重心转移到右脚上，抬起左腿，与右大腿在根部交叉，用你的左脚脚尖轻触右脚外侧的地面，慢慢稳定好身体的重心。

脚部：右脚内缘用力下压地面，左脚脚掌（或脚尖）轻触地面。

腿部：大腿相互缠绕，找到一种不断相互对抗的力量，稳定好身体的重心。

髋部：双手扶髋，保持骨盆端正向前。

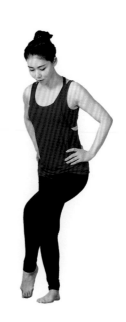

温和步骤3：（进入2）

再次吸气时，双手手臂在体侧打开，掌心向前，呼气，右臂在上，右臂在下，手臂在肘部交叉，双手手背相对，尝试将你的左手手指贴在右手的手背上。

背部：不要拱背，始终保持背部平整。

肩部：双肘不断相互对抗，感受肩部的拉伸，同时双肩继续向后向下。

手部：尽可能让双手的拇指指向自己。

呼吸：在这里保持1~3组呼吸。

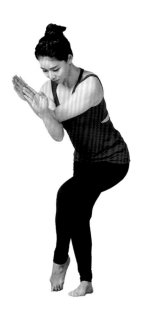

温和步骤4：（还原）

吸气，松开双臂、双腿，呼气，绷直双膝，恢复直立，放松一下身体。

接下来，进行一组反方向的体式练习，体式要点与上述4个步骤相同。（注意不要只做一侧）

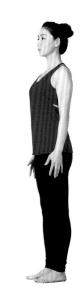

六、重点穴位按摩

练习本体式后，结合以下重点穴位进行点按，可以强化经脉疏通的效果：

1. 小肠经：少泽穴、后溪穴、天宗穴。

2. 脾经：公孙穴、三阴交穴、地机穴。

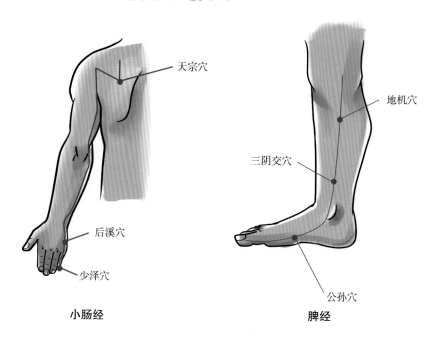

小肠经　　　　　　　　　　脾经

第八节　新月式精细讲解

一、关于体式

在练习这个体式时，你的双腿和身体的前侧都会得到深度的拉伸，双臂在向上延展的同时，你会充分感受到胸腔的不断上提和打开。在肢体的动作中，渐渐感知身体每个部位的变化。

二、注意事项

如果你有腰部或膝关节的不适，可以练习新月式的温和体式。

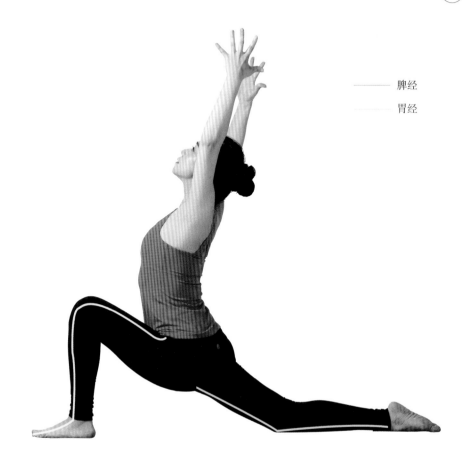

—— 脾经
—— 胃经

三、给身体带来的益处

1. 通过体式练习，使脾经、胃经得到快速的疏通，可有效缓解消化系统、神经系统和生殖系统的不适，有效缓解和疗愈胃痛、腹胀、偏头痛、牙痛、腰腿痛、眼疲劳、月经不调、痛经等症状。

2. 增强腿部、髋部肌肉的力量，提升平衡感。

3. 伸展脊椎，减缓肩颈、腰背疲劳。

4. 减少臀部、大腿的脂肪堆积，塑造健美线条。

四、体式精细讲解

步骤 1：（准备）

站立，双脚分开，与髋同宽。

脚部：双脚脚掌、脚跟压实地面。

腿部：收紧大、小腿肌肉，髌骨向上提。

腹部：收腹，不要塌腰，略卷尾骨向下。

肩部：双肩不断外展，充分打开胸腔。

手臂：五指大大张开，放在身体的两侧。

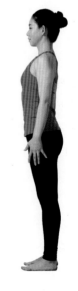

步骤 2：（进入 1）

吸气，抬双手沿耳侧向上延展，呼气，身体慢慢向前向下，双手手掌接触地面。

腿部：膝盖可以略屈，注意不要内扣，膝盖和脚尖方向始终向前。

腹部：轻轻贴在大腿的前侧。

手部：双手放在双肩的正下方，虎口处压实地面。

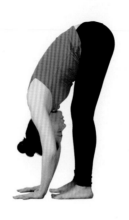

步骤 3：（进入 2）

再次呼气时，将右腿向后撤一大步，小腿、脚背下压地面，左侧小腿垂直于地面，然后，慢慢将身体的重心转移到双腿上，吸气，抬双手向前向上，带动上半身慢慢直立，每次呼气时，尝试将胸腔不断上提，双手不断向后向下。

脚部：左脚内缘不断下压地面，右脚的脚背继续下压地面。

腿部：左侧膝盖不要超过脚踝，右侧小腿继续下压地面。

右侧大腿肌肉不断内旋，保持骨盆端正向前。

髋部：慢慢将身体重心转移到髋部，充分感受左侧髋部和大腿前侧的拉伸。

腹部：腹部收紧，不要塌腰。

胸部：每次呼气时，继续将胸腔向上提。

手臂：双臂保持在耳朵的两侧，每次呼气时，尝试继续向后向下，（注意不要挤压到你的腰椎）在你感觉可以承受的位置保持停留。

呼吸：在这里保持 3~5 组呼吸。

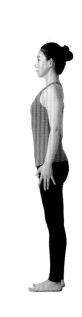

步骤 4：（还原）

吸气，右脚脚掌蹬地，呼气，收腹，弯曲右膝，将右脚向前迈一大步，落在左脚旁边，再次呼气时，放下双手，恢复山立式站姿。

五、温和体式精细讲解

如果你有腰部或膝关节的不适，可以练习新月式的温和体式。

需准备的物品：薄毯子一条

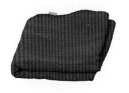

薄毯子

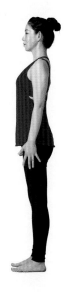

温和步骤 1：（准备）

站立在垫子上，双脚分开，与髋同宽。

脚部：双脚脚掌、脚跟压实地面。

腿部：收紧大、小腿肌肉，髌骨向上提。

腹部：收腹，不要塌腰，略卷尾骨向下。

肩部：双肩不断外展，充分打开胸腔。

手臂：五指大大张开，放在身体的两侧。

温和步骤 2：（进入 1）

吸气，抬双手沿耳侧向上延展，呼气，身体慢慢向前向下，双手手掌接触地面。

腿部：膝盖可以略屈，注意不要内扣，膝盖和脚尖方向始终向前。

腹部：轻轻贴在大腿的前侧。

手部：双手放在双肩的正下方，虎口处压实地面。

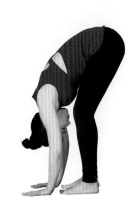

温和步骤 3：（进入 2）

再次呼气时，将右腿向后撤一大步，小腿、脚背下压地面，将一条薄毯子折叠后放在右膝的下方，左侧小腿垂直于地面，然后，慢慢将身体的重心转移到双腿上，吸气，抬双手向前向上，带动上半身慢慢直立，感觉有一股力量在不断地将你的头顶向上提。

脚部：左脚内缘不断下压地面，右脚的脚背继续下压地面。

腿部：左侧膝盖不要超过脚踝，右侧小腿继续下压地面。

右侧大腿肌肉不断内旋，保持骨盆端正向前。

髋部：慢慢将身体重心转移到髋部，充分感受左侧髋部和大腿前侧的拉伸。

腹部：腹部收紧，不要塌腰。

胸部：每次呼气时，继续将胸腔向上提。

手臂：双臂保持在耳朵的两侧，每次呼气时，双肩不断向后展，充分打开胸腔。

呼吸：在这里保持 1~3 组呼吸。

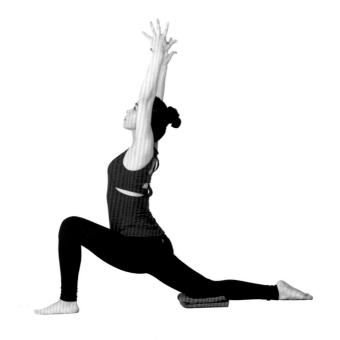

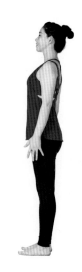

温和步骤 4:（还原）

吸气，右脚脚掌蹬地，呼气，收腹，弯曲右膝，将右脚向前迈一大步，落在左脚旁边，再次呼气时，放下双手，恢复山立式站姿。

接下来，进行一组反方向的体式练习，体式要点与上述 4 个步骤相同。（注意不要只做一侧）

六、重点穴位按摩

练习本体式后，结合以下重点穴位进行点按，可以强化经脉疏通的效果：

1. 脾经：公孙穴、三阴交穴、地机穴。

2. 胃经：丰隆穴、梁丘穴、髀关穴。

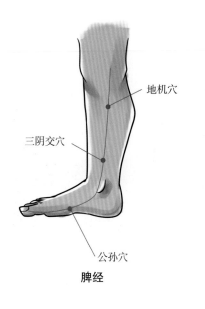

脾经

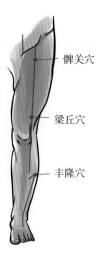

胃经

第九节　婴儿式精细讲解

一、关于体式

　　这个体式经常用来达到伸展脊柱、放松身体的效果。在练习这个体式时，你会感受到手臂、头部向前，臀部向后时的整个脊柱的最大伸展，通过双向拉伸的体式，可以使颈椎、胸椎、腰椎、骶骨、后背部肌肉、手臂肌肉得到伸展和放松，同时按摩腹部的脏腑器官。

二、注意事项

　　如果你有膝盖或脚踝的不适，可以练习婴儿式的温和体式。

三、给身体带来的益处

　　1. 通过体式练习，使心经、心包经得到快速的疏通，可有效缓解神经系统、血液循环系统的不适，有效缓解和疗愈心痛、心悸、神经衰弱、头痛目眩、胸闷、失眠、肩臂痛、手麻等症状。

　　2. 伸展颈椎、胸椎、腰椎，缓解腰背部疲劳。

　　3. 放松肩颈，缓解疲惫和紧张情绪。

—— 心经
——— 心包经

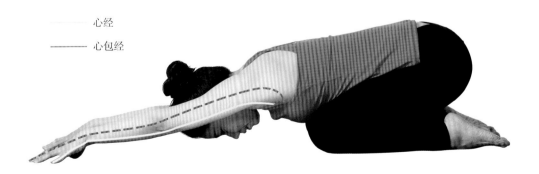

四、体式精细讲解

步骤 1：（准备）

四点式跪立在地上，双手放在双肩的下方，大腿垂直于地面，小腿贴在地面上。

腿部：大腿垂直于地面，小腿、脚背贴在地面上。

膝盖分开，与髋同宽。

手部：双手放在双肩的正下方，整个手掌压实地面。

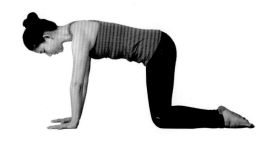

步骤 2：（进入）

吸气，向前延展脊柱，呼气，将臀部向后向下，寻找双脚脚跟的方向，同时，双手手心拱起，手指慢慢向前挪动。

臀部：每次呼气时，臀部不断向后向下坐。

腹部：腹部不要贴在大腿上。

肩部：双肩不断外展，充分放松肩部肌肉。

手部：手心拱起，指尖接触地面，每次呼气时，不断向前挪动。

头部：不要过分低头，头部在脊柱的延长线上。

呼吸：在你觉得可以的位置停留，充分感受手臂、头部向前，臀部向后的整个脊柱的拉伸与放松。在这里保持 5~8 组呼吸。

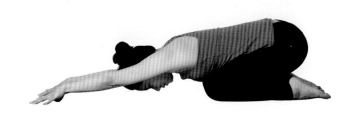

步骤 3：〔还原〕

吸气，双手放松，呼气，将重心慢慢转移到臀部，双掌撑地，直立上身，再次呼气时，依次抬起小腿，恢复山立式站姿。

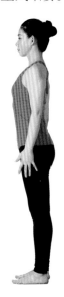

五、温和体式精细讲解

如果你有膝盖或脚踝的不适，可以练习下面的温和体式。

温和步骤 1：〔准备〕

仰卧，吸气，抬起双腿，弯曲膝盖，大腿贴近腹部，脚跟寻找臀部的方向。

脚部：双脚脚尖绷直，脚跟贴近臀部。

腿部：大腿贴在腹部，小腿自然贴在大腿后侧。双膝并拢。

手部：双手放在身体的两侧。

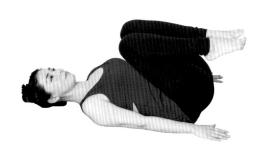

温和步骤2：（进入）

吸气，抬双手向上，指尖指向天花板的方向，呼气，双臂向头部后方平展，大臂小臂贴在地上。

臀部： 每次呼气时，大腿的前侧不断贴近腹部。

肩部： 双肩不断向手指的方向伸展，充分放松肩部肌肉。

手部： 五指大大张开，每次呼气时，继续向中指指尖的延长线上伸展。

头部： 下巴微微上扬，头部在脊柱的延长线上。

呼吸： 在你觉得可以的位置停留，保持5~8组呼吸。

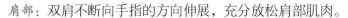

温和步骤3：（还原）

吸气，双手放松，呼气，双手放回身体两侧，同时，放松双腿，身体仰卧，放松一下。

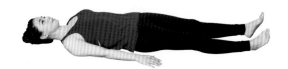

六、重点穴位按摩

练习本体式后，结合以下重点穴位进行点按，可以强化经脉疏通的效果：

1. 心经：少冲穴、神门穴、少海穴。
2. 心包经：中冲穴、郄门穴、天泉穴。

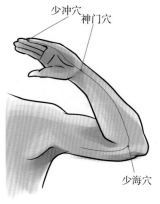

心经

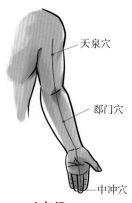

心包经

第十节　坐角式精细讲解

一、关于体式

在这个体式中，你会感知到双腿内侧、后侧的强烈拉伸，通过上身的不断前倾，慢慢使拉伸感逐步加强。这个体式会有效地刺激副交感神经系统，把大脑、心脏带入平静的休息状态。

二、注意事项

如果你患有高血压、低血压，或身体的柔韧性欠佳，或年龄在 45 岁以上，可以练习坐角式的温和体式。

三、给身体带来的益处

1. 通过体式练习，使足部的 3 条阴经：脾经、肝经、肾经得到快速的疏通，可有效缓解消化系统、神经系统、泌尿生殖系统、呼吸系统的不适，有效缓解和疗愈痛经、腹胀、坐骨神经痛、胸胁胀痛、头痛、眩晕、小便不利、月经不调、肠炎、闭经、腿麻等症状。

2. 有效促进骨盆区域的血液循环，缓解女性生理期的各种不适。

3. 塑造健美的腿部线条。

———— 脾经

———— 肝经

———— 肾经

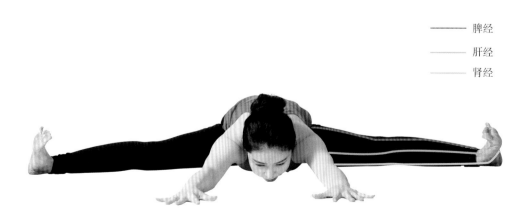

四、体式精细讲解

步骤 1:（准备）

坐在地上，双腿打开最大角度。

脚部：脚跟蹬出去，脚尖回勾，脚尖指向天花板的方向。

腿部：膝盖窝不断下压地面。

手部：双手放在身体的两侧。

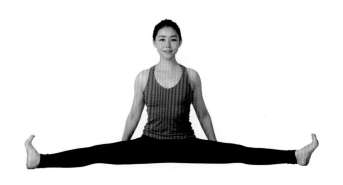

步骤 2:（进入）

吸气，抬双手沿耳侧向上延展，呼气，将身体从髋部向前向下，双手指尖触地，不断向前。

脚部：继续保持脚跟远蹬，脚尖回勾，注意，脚尖依然指向天花板的方向。

腹部：每次呼气时，尝试让你的腹部不断贴近地面。

背部：不要拱腰拱背，注意保持背部平整。

手部：双手指尖触地，掌心拱起，每次呼气时，慢慢向前延伸，给上身一个向前拉伸的力量。

呼吸：在你觉得身体可以承受的位置停留，保持 3~5 组呼吸。

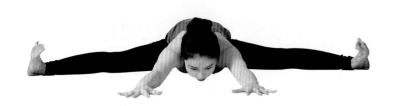

步骤3：（还原）

再次吸气时，抬起头部，呼气，双手依次推地，使上身直立；再次呼气时，将上身后仰，双手在身后撑地，收回双腿，轻轻抖动，放松一下。

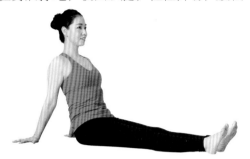

五、温和体式精细讲解

如果你患有高血压、低血压，或身体的柔韧性欠佳，或年龄在 45 岁以上，可以练习下面的温和体式。

需准备的物品：瑜伽方砖一块

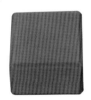

瑜伽方砖

温和步骤1：（准备）

坐在一块方砖上，双腿打开最大角度。

脚部：脚跟蹬出去，脚尖回勾，脚尖指向天花板的方向。

臀部：注意将臀部坐在方砖的前侧1/2处。

手部：双手放在身体的两侧。

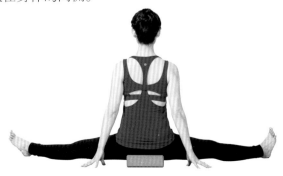

温和步骤 2：（进入）

吸气，抬双手沿耳侧向上延展，呼气，将身体从髋部向前向下，双掌撑地，不断向前。

脚部： 继续保持脚跟远蹬，脚尖回勾，注意，脚尖依然指向天花板的方向。

臀部： 随着上身向前向下，尝试让你的耻骨（会阴部上方）位置贴近地面。

胸部： 每次呼气时，尝试让你的胸部不断向前向下。

背部： 不要拱腰拱背，注意保持背部平整。

手部： 双手手掌放在身体前侧，手肘张开。

呼吸： 在觉得身体有一定的拉伸感时停留，保持 3~5 组呼吸。

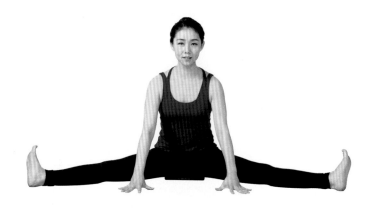

温和步骤 3：（还原）

再次吸气时，抬起头部，呼气，双手依次推地，使上身直立，再次呼气时，拿掉方砖将上身后仰，双手在身后撑地，收回双腿，轻轻抖动，放松一下。

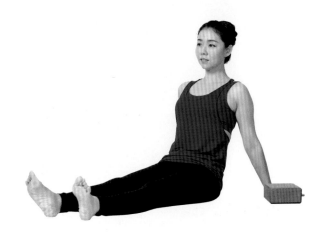

六、重点穴位按摩

练习本体式后，结合以下重点穴位进行点按，可以强化经脉疏通的效果：

1. 脾经：公孙穴、三阴交穴、地机穴。
2. 肝经：大敦穴、太冲穴、阴包穴。
3. 肾经：涌泉穴、水泉穴、大钟穴。

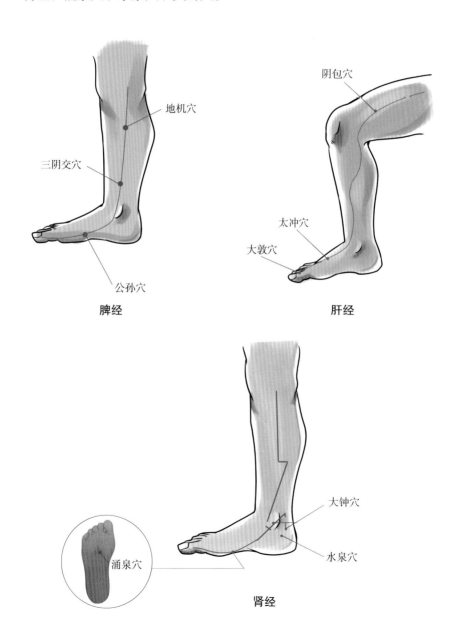

脾经

肝经

肾经

第十一节　坐立扭转式精细讲解

一、关于体式

在这个体式中，你将学会通过有效扭转脊柱来加强背部和躯干的灵活性，身体的骨骼、内脏在体式进行中得到了深度的按摩。

—— 膀胱经

—— 心包经

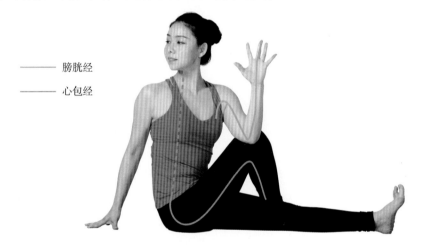

二、注意事项

1. 如果你有压力性头痛或偏头痛，或有腹泻的症状，要避免练习这个体式。

2. 如果女性正处于经期，要避免练习这个体式。

3. 如果你有颈部或背部的不适，可以练习坐立扭转式的温和体式。

三、给身体带来的益处

1. 通过体式练习，使膀胱经、心包经得到快速的疏通，可有效缓解呼吸系统、神经系统、泌尿生殖系统、血液循环系统的不适，有效缓解和疗愈眩晕、迎风流泪、肩背痛、坐骨神经痛、腰腿痛、小腿痉挛、恶心、心绞痛、心悸、失眠等症状。

2. 可有效缓解腰背僵硬的情况，提高脊柱的柔韧性。

3. 舒缓颈部的肌肉，增强弹性。

4. 可减少腰部脂肪堆积，塑造健美的腰臀曲线。

四、体式精细讲解

步骤 1:（准备）

坐在地上，双腿伸直并拢，双手放在身体的侧后方。

脚部： 双脚并拢，拇指相靠，脚跟远蹬，脚尖回勾。

腿部： 双膝绷直。

臀部： 将臀部肌肉向后拨开，使坐骨垂直坐在地上。

腹部： 收紧腹部，不要塌腰。

背部： 挺直腰背。

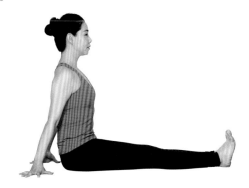

步骤 2:（进入 1）

吸气，屈右膝，将右脚放在左腿的外侧，呼气，用右手将右膝轻轻推于身体的中线位置。

脚部： 左脚保持脚跟远蹬，脚尖回勾。

右脚内缘不断下压地面。

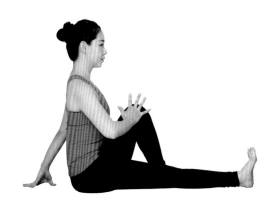

步骤 3：（进入 2）

吸气，抬左手臂沿耳侧向上延展，呼气，身体向右后方扭转，同时，屈左手肘，大臂抵于右膝外侧，小臂垂直于地面，头从根部扭转，平视身体后方。

臀部：右侧臀部不断下压地面，保持骨盆端正向前。

胸部：每次呼气时，左大臂和右大腿不断相互对抗，更好地打开胸腔，加强身体的扭转。

肩部：每次呼气时，加强身体的扭转，尽可能让双肩在一条直线上。

上身：身体不要后倾，让你的脊柱垂直于地面。

手部：左手五指大大张开，掌心向右，感觉有一种力量将你的中指不断向上提。

右手五指张开，指尖轻触身后的地面，注意重心不要后移。

头部：头从根部扭转，眼睛看向身体后方，加强颈部的拉伸。

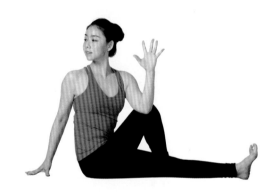

步骤 4：（还原）

吸气，将头部、身体回正，呼气，收回双手，放松双腿。

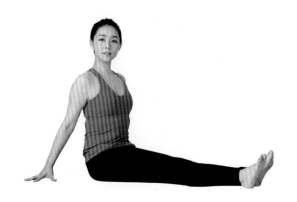

五、温和体式精细讲解

如果你有颈部或背部的不适，可以练习下面的温和体式。

温和步骤 1：（准备）

背靠墙，坐在地上，双腿伸直并拢，双手放在身体的两侧。

脚部：双脚并拢，拇指相靠，脚跟远蹬，脚尖回勾。

腿部：双膝绷直。

臀部：将臀部肌肉向后拨开，使坐骨垂直坐在地上。

腹部：收紧腹部，不要塌腰。

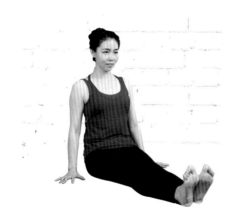

温和步骤 2：（进入 1）

吸气，屈右膝，将右脚放在左腿的外侧，呼气，用右手将右膝轻轻推于身体的中线位置。

脚部：左脚保持脚跟远蹬，脚尖回勾。

右脚内缘不断下压地面。

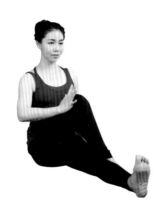

温和步骤 3：（进入 2）

吸气，抬左手臂沿耳侧向上延展，呼气，身体向右侧扭转，同时，屈左手肘，大臂抵于右膝外侧，小臂垂直于地面，头从根部扭转，右耳贴在墙壁上，看向右侧方向。

臀部：右侧臀部不断下压地面，保持骨盆端正向前。

胸部：每次呼气时，左大臂和右大腿不断相互对抗。

背部：后背贴在墙壁上，感觉有一种力量将你的头顶不断向上提。

手部：左手五指大大张开，掌心向右，感觉有一种力量将你的中指不断向上提。

右手五指张开，指尖轻触右侧的地面。

头部：头从根部扭转，眼睛看向身体右侧，感受颈部的拉伸。

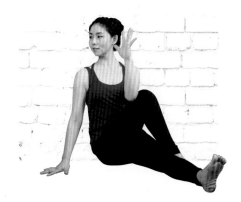

温和步骤 4：（还原）

吸气，将头部、身体回正，呼气，收回双手，放松双腿。

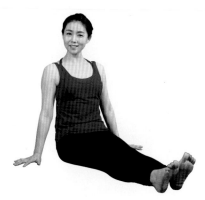

接下来，进行一组反方向的体式练习，体式要点与上述 4 个步骤相同。（注意不要只做一侧）

六、重点穴位按摩

练习本体式后，结合以下重点穴位进行点按，可以强化经脉疏通的效果：

1. 膀胱经：昆仑穴、承山穴、委中穴。

2. 心包经：中冲穴、郄门穴、天泉穴。

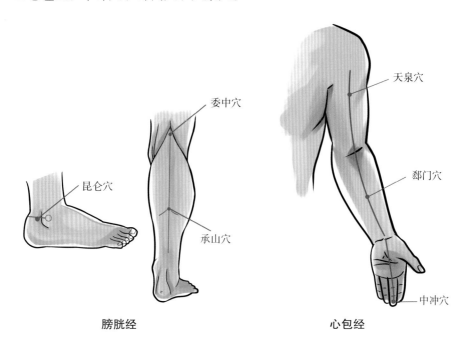

膀胱经

心包经

第十二节　桥式精细讲解

一、关于体式

这个体式因身体弯曲成桥的形状而得名。通过练习这个体式，新鲜的血液被输送到大脑，你会在身心放松的同时，感受到精力与体力更加充沛。

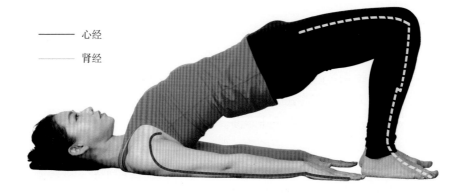

—— 心经
—— 肾经

二、注意事项

1.如果女性正处于经期，要避免练习这个体式。

2.如果你正处于大病康复期，或年龄在 45 岁以上，或体重超标，可以练习桥式的温和体式。

三、给身体带来的益处

1.通过体式练习，使胃经、心经得到快速的疏通，可有效缓解消化系统、神经系统、血液循环系统、呼吸系统的不适，有效缓解和疗愈心痛、心悸、失眠多梦、胃痛、目赤肿痛、乳腺增生、肠鸣等症状。

2.增强髋部、会阴部的肌肉弹性，常用于产后修复疗愈。

3.在理疗中常用来调整骨盆前倾或后倾。

4.滋养大脑，促进大脑的血液循环，调节血压。

5.改善消化不良，强健腹部肌肉。

6.强健脊椎，增加颈椎、胸椎、腰椎、骶骨的柔韧性。

四、体式精细讲解

步骤 1：（准备）

仰卧，屈双膝，双手放在身体的两侧。

脚部：双脚分开，与髋同宽，双脚内、外缘平行。

腿部：屈双膝，小腿垂直于地面。

手部：双手掌心向下，放在身体的两侧，手肘贴在地面上。

步骤 2：（进入）

吸气，胸腔向上提，向头顶的方向伸展脊柱，呼气，抬起臀部、后背部向上伸展，感觉有一股力量将你的髋部向上提。

脚部：双脚脚掌和脚跟继续下压地面。

腿部：膝盖不要内扣，也不要外撇，保持指向天花板的方向。

手部：两侧手肘不断下压地面，更好地支撑背部，打开胸腔。

头部：下巴微微上扬，在体式过程中，不要随便转动头部。

呼吸：保持自然而均匀的 3~5 组呼吸。

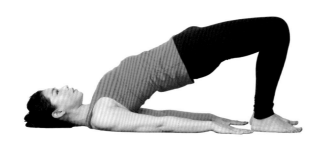

步骤 3：（还原）

再次呼气时，有控制地落下上背部、胸部、腰部、臀部，感受你的脊椎一节一节地接触地面，伸直双腿，放松一下。

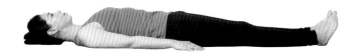

五、温和体式精细讲解

如果你正处于大病康复期，或年龄在 45 岁以上，或体重超标，可以练习桥式的温和体式。

需准备的物品：瑜伽方砖一块

温和步骤 1：（准备）

仰卧，屈双膝，双手放在身体的两侧。

脚部：双脚自然分开，脚尖向前。

腿部：屈双膝，小腿垂直于地面；大腿内侧夹紧一块方砖。

手部：双手掌心向下，放在身体的两侧。手肘贴在地面上。

瑜伽方砖

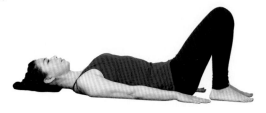

温和步骤 2：（进入）

吸气，胸腔向上提，向头顶的方向伸展脊柱，呼气，抬起臀部、后背部向上伸展，感觉有一股力量将你的髋部向上提。

脚部：双脚脚掌和脚跟继续下压地面。

腿部：充分调动大腿的力量，将臀部向上提。

手部：两侧手肘不断下压地面，更好地支撑背部，打开胸腔。

头部：下巴微微上扬，在体式过程中，不要随便转动头部。

呼吸：保持自然而均匀的 3~5 组呼吸。

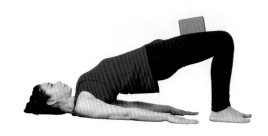

温和步骤3：（还原）

再次呼气时，有控制地落下上背部、胸部、腰部、臀部，感受你的脊椎一节一节地接触地面，拿开方砖，伸直双腿，放松一下。

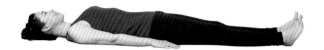

六、重点穴位按摩

练习本体式后，结合以下重点穴位进行点按，可以强化经脉疏通的效果：

1. 肾经：涌泉穴、水泉穴、大钟穴。

2. 心经：少冲穴、神门穴、少海穴。

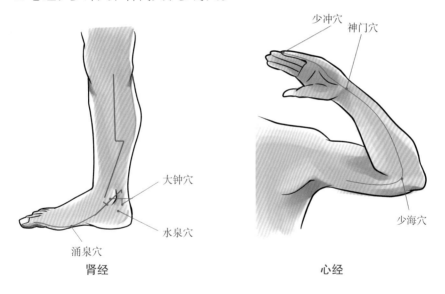

肾经　　　　　　　　　　心经

第十三节　仰卧扭转式精细讲解

一、关于体式

在这个体式中，你整个的身体，如胸部、腰部、髋部、腿部都感受到大幅度的扭转，身体的内脏器官得到深度按摩，当完成体式后，你会感觉身体的各个部位均获得了伸展、按摩后的放松，全身上下轻松而舒畅。

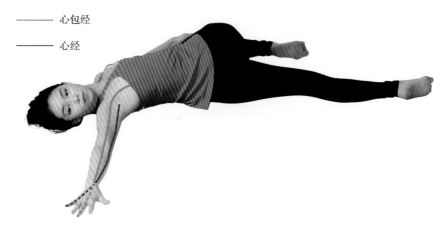

—— 心包经

—— 心经

二、注意事项

如果你有颈部不适，或柔韧度欠佳，或年龄在 45 岁以上，或体重超标，可以练习仰卧扭转式的温和体式。

三、给身体带来的益处

1. 通过体式练习，使膀胱经、心经得到快速的疏通，可有效缓解神经系统、泌尿生殖系统、血液循环系统、消化系统的不适，有效缓解和疗愈头痛、肩背痛、迎风流泪、坐骨神经痛、小腿痉挛、腰腿痛、牙痛、心悸、手臂酸麻、失眠健忘等症状。

2. 减少腰部脂肪堆积，塑造健美的腰部曲线。

3. 舒缓地按摩脊椎和内脏，缓解身体疲劳。

四、体式精细讲解

步骤 1：（准备）

仰卧，双手体侧端平。

手部：掌心向下，五指大大张开。

两侧手臂与双肩成一条直线。

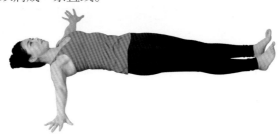

步骤 2：（进入 1）

吸气，屈右膝，呼气，使右小腿平行于地面，右大腿垂直于地面，用左手轻轻扶住右膝的外侧。

脚部：左脚脚跟远蹬，脚尖回勾；右脚自然放松。

腿部：左膝绷直；右大腿与小腿成 90°，小腿平行于地面。

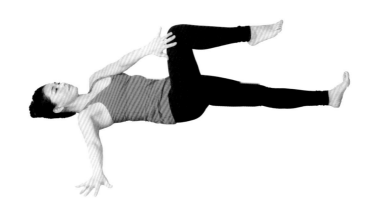

步骤 3：（进入 2）

再次呼气时，左手微微用力，将右膝慢慢倒向左侧，头从根部扭转，看向右手手指的方向。

腿部：每次呼气时，尝试让你的右膝去贴近身体左侧的地面。

肩部：右侧肩部贴紧地面，不要离开地面。

呼吸：充分感受身体的深度扭转，保持 3~5 组呼吸。

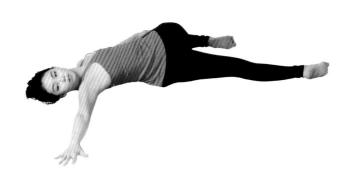

步骤4：（还原）

吸气，松开左手，呼气，将右腿回正，身体还原到仰卧的体位。

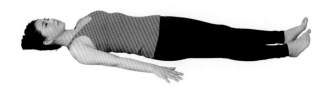

接下来，进行一组反方向的体式练习，体式要点与上述4个步骤相同。（注意不要只做一侧）

五、温和体式精细讲解

如果你有颈部方面的不适，或柔韧度欠佳，或年龄在45岁以上，或体重超标，可以练习下面的温和体式。

温和步骤1：（准备）

仰卧，双手体侧端平。

手部：掌心向下，五指大大张开。

两侧手臂与双肩成一条直线。

温和步骤2：（进入1）

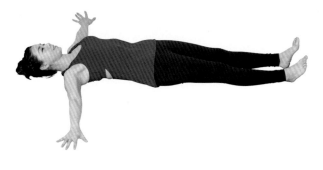

吸气，屈右膝，呼气，使右小腿平行于地面，右大腿垂直于地面，用左手轻轻扶住右膝的外侧。

脚部：左脚脚跟远蹬，脚尖回勾；右脚自然放松。

腿部：左膝绷直；右大腿与小腿成90°，小腿平行于地面。

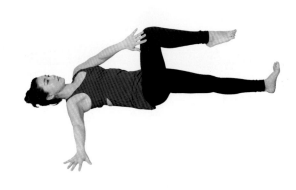

温和步骤 3：（进入 2）

再次呼气时，左手微微用力，将右膝慢慢倒向左侧，头从根部扭转，看向右侧天花板的方向。

腿部：每次呼气时，尝试让你的右膝慢慢向下，在与左侧地面成 45°~60°角时，在身体感觉可以承受的位置，保持停留。

肩部：右侧肩部尽量不要离开地面。

呼吸：感受身体的扭转，保持 3~5 组呼吸。

温和步骤 4：（还原）

吸气，松开左手，呼气，将右腿回正，身体还原到仰卧的姿势。

六、重点穴位按摩

练习本体式后，结合以下重点穴位进行点按，可以强化经脉疏通的效果：

1.膀胱经：昆仑穴、承山穴、委中穴。

2.心经：少冲穴、神门穴、少海穴。

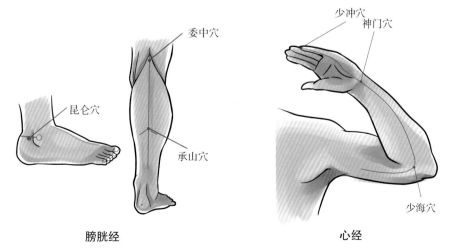

膀胱经　　　　　　　　心经

和合
YOGA
瑜伽

第六章

和合瑜伽
休息术

第一节　什么是瑜伽休息术？

瑜伽休息术是古老瑜伽的一种放松的艺术，它以仰卧放松的姿势，让练习者的身体、感官安静下来，从而实现全身心的放松。它看上去很像是躺着睡觉，但是，它和睡觉却完全不同。在正确的练习中，我们可以用意识来控制自己，在感官静止的情况下，由意识引导去放松身体的每个部位，然后，从意识中醒来。

在瑜伽课程的结束部分，都会安排休息术的练习，千万不要觉得这个环节无关紧要，恰恰相反，在整个瑜伽练习中，休息术至关重要，并且，是不应该被省略的。我们的身体和心灵就像是湖水的表面，在各个体式的练习中，身体里的能量与气血被充分地调动和导引，促进了身体各个部分的新陈代谢，然后，我们需要有一个镇静和沉淀的过程，让这一切安静下来，让身体和心灵慢慢恢复崭新的宁静。就像波澜涌动后的湖面，重新恢复了深沉的静谧。只有在宁静中，我们才能更好地感知自己，感知身体的每一个细微的变化，从而有助于我们身体和精神的能量恢复。

对于工作紧张、睡眠质量差的朋友，10 分钟的瑜伽休息术可以缓解你紧张的情绪和压力，放松你身体的肌肉、神经、骨骼及每一个细胞，使你快速地恢复精力。

第二节　如何开始练习？

在完成各种体式的练习之后，我们将开始休息术的练习，这时候，由于身体在运动之后，会或多或少地出汗，所以，对练习的环境是有一些要求的：

1. 选择光线柔和的地方，如果在窗户的旁边，请拉上窗帘。
2. 如果是在室外，请选择避开风直接吹到的地方。
3. 如果是在室内，请关闭空调和风扇以及敞开的窗户。
4. 建议给自己盖上薄薄的毯子，让身体感觉温暖而放松。

第三节 练习时需要注意什么？

在刚刚开始练习瑜伽休息术时，你可以选择用声音引导词来帮助自己进入状态，在声音的引导下，让你的意识跟随这个声音，关注到身体的各个部位，然后慢慢地放松。在练习时，大家需要注意的是：

1. 让意识引导自己，慢慢去感觉身体的每一个部位，然后，去放松每一个部位。

2. 让意识引导自己，从脚尖开始，慢慢向头部的方向移动，就像在对自己的身体进行一次全身扫描一样，看到这个部位，然后放松这个部位。

3. 感知自己的呼吸，吸气时，感觉有纯净的能量不断进入到自己的体内，呼气时，感觉有污浊的废气从身体里慢慢排出。

4. 感知自己，是一个缓慢而细微的过程，不要着急，如果你还没有找到那种意识引导的感觉，那么，就让自己静静地平躺着，告诉自己，我正在放松，我身体的每一个部位都在放松……默默地享受这个过程，就很好了。

第四节 和合瑜伽休息术

和合瑜伽休息术采用休息式作为标准体式。

一、关于休息式

1. 在这个体式中，身体像进入睡眠状态一样保持不动，大脑却警醒而宁静。

2. 这个体式可以消除疲劳，镇静大脑，让身体的每个部分都获得充分的放松。练习这个体式时，你的感官将从外部世界中收回，你的身心融为一体，你会从中体验到内心世界的宁静。

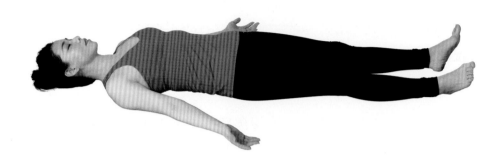

二、注意事项

如果你有背部或腰部的不适，可以练习休息式的温和体式。

三、给身体带来的益处

1. 有助于缓解精神紧张、失眠、疲劳综合征。
2. 有助于放松身体，镇静神经系统，带来内心的平和。

四、休息式精细讲解

步骤 1：（准备）

仰卧，双腿自然分开，双手放在身体的两侧。

脚部：两侧脚尖微微向外打开，呈放松状态。

腿部：放松双腿，轻轻倒向两侧。

肩部：锁骨向两侧展开，双肩自然下沉。

手臂：手臂可以适当远离躯干。

手部：手心向上，放松手心、手指。

眼睛：双眼轻轻闭合。

步骤 2：（进入）

在声音的引导下，让你的意识跟随这个声音，关注到你的身体从脚部到头部的每个部位，并且进行放松。

呼吸：保持均匀呼吸 5~10 分钟。

步骤3：（还原）

在声音的引导下，缓缓将你的意识收回来，轻轻地活动一下你的手指、脚趾、手腕、脚踝，慢慢睁开双眼，休息60秒后，屈左膝，身体向右转动，双手扶地，慢慢起身。

五、温和休息式精细讲解

如果你有背部或腰部的不适，可以练习下面的温和体式。

需准备的物品：薄毯子一条　椅子一把　瑜伽垫一块

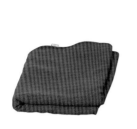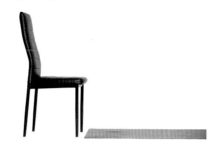

温和步骤1：（准备）

仰卧在垫子上，将薄毯子折叠后垫在腰部下方，使腰部自然放松，双腿放在椅子上，双手放在身体的两侧。

脚部：两侧脚尖微微向外打开，呈放松状态。

腿部：小腿平放在椅子上，膝盖窝轻触椅子边缘。

大腿垂直于垫面。

臀部：臀部贴在垫面上，呈放松状态。

肩部：锁骨向两侧展开，双肩自然下沉。

手臂：手臂可以适当远离躯干。

手部：手心向上，放松手心、手指。

眼睛：双眼轻轻闭合。

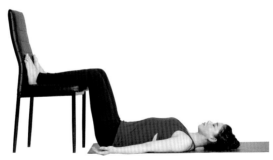

温和步骤 2：（进入）

在声音的引导下，让你的意识跟随这个声音，关注到你身体的从脚部到头部的每个部位，并且放松它。

呼吸：保持均匀的呼吸 5~10 分钟。

温和步骤 3：（还原）

在声音的引导下，缓缓将你的意识收回来，轻轻地活动一下你的手指、脚趾、手腕、脚踝，慢慢睁开双眼，休息 60 秒后，将双腿放下，屈左膝，身体向右转动，双手扶地，慢慢起身。

第五节　和合瑜伽休息术引导词

接下来，我们将开始瑜伽休息术。请仰卧，双手放在身体的两侧，掌心向上，放松你的双腿，让它们自然地倒向两侧，慢慢地闭上你的双眼，保持均匀的呼吸。你感觉到全身在慢慢地放松，感觉身体每一个关节、每一块肌肉都在放松，身体很轻很轻，像一片羽毛飘浮在空中。想象着你正躺在海边，躺在银白色的沙滩上，湛蓝色的海水，和同样湛蓝色的天空，耳边只有海浪的声音，和偶尔传来的海鸥清脆的鸣叫……

现在，将注意力关注到身体的各个部位上来，我会轻声说出这些部位的名字，请将你的意识不断跟随我的声音，去认真地关注这些部位。

好的，让我们从右脚开始：放松右脚的脚趾、脚心、脚背、脚后跟、脚踝、右小腿后侧、右小腿胫骨、右膝盖窝、膝盖、右大腿后侧、右大腿前侧、右腹股沟、右髋部、右臀部、右侧腰部、右侧腋窝、右肩膀、右上臂、肘部、前臂、右手腕、右手背、手心，直到右手的每一个手指。

现在将你的意识关注到身体的左侧：放松左脚的脚趾、脚心、脚背、脚后跟、脚踝、左小腿后侧、左小腿胫骨、左膝盖窝、膝盖、左大腿后侧、左大腿前侧、左腹股沟、左髋部、左臀部、左侧腰部、左侧腋窝、左肩膀、左上臂、肘部、前臂、左手腕、左手背、手心、左手的每一个手指。

现在将你的意识关注转到上身的躯干：放松整个胸腔、心脏、横膈膜、整个腹部、五脏六腑、骨盆、腰椎、骶骨，放松你的整个脊柱、整个背部。

　　然后将意识关注到你的颈部和头部：放松你的颈部前侧、颈椎、后脑勺、头顶、头皮、前额、眉心、眼睛、耳朵、鼻子、嘴唇、下巴，放松你的整个头部。

　　我在静观自己的呼吸，我的呼吸自然而平稳地进行，当我吸气的时候，我感觉到有源源不断的能量进入我的身体；我呼气的时候，感觉到有徐徐的气息从身体里涌出，我的呼吸自然而平稳。

　　我轻轻地活动我的手指、脚趾，轻轻转动我的手腕、脚踝，轻轻地睁开双眼，深深吸一口气，慢慢呼出，双手向上伸个大大的懒腰，感觉全身心得到了彻底放松，全身充满了能量。现在将身体转向右侧，双手撑地，慢慢坐起。

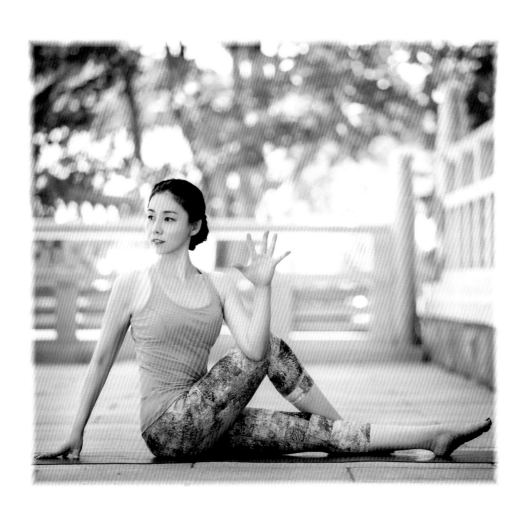

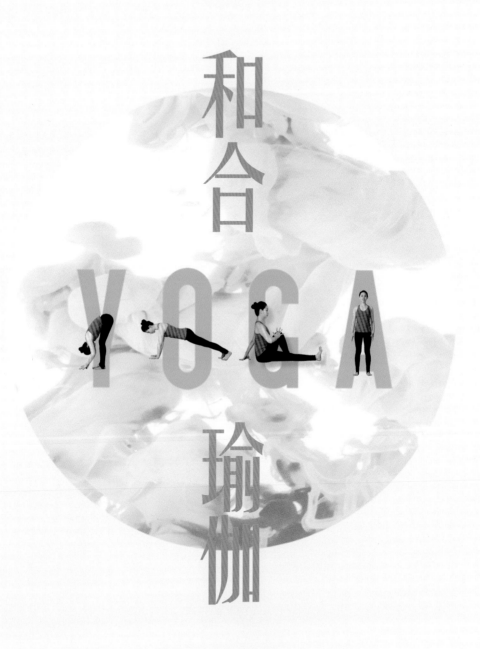

和合

YOGA

瑜伽

第七章

编排一节完整的瑜伽课

第一节 一节完整的瑜伽课（60 分钟）

如果你是一名瑜伽爱好者，那么你可以在学习完这本书的 24 个体式（标准体式 12 个 + 温和体式 12 个）后，按照下面的排课顺序，完成一整节和合瑜伽经络疗愈课程的练习。

如果你是一名瑜伽教练，你也可以根据下面的排课顺序，编排一节完整的和合瑜伽经络疗愈课程，或者将这些体式应用在你的私教理疗课程当中，相信会对你的课程有所帮助。

1. 调息 5 分钟

选择一个舒适的坐姿，双手掌心向上，拇指与食指指尖轻触，其余三指自然放松，呈智慧手印，轻轻地放在双膝上，闭上双眼，保持均匀的呼吸，放空你的大脑，让自己平静下来。

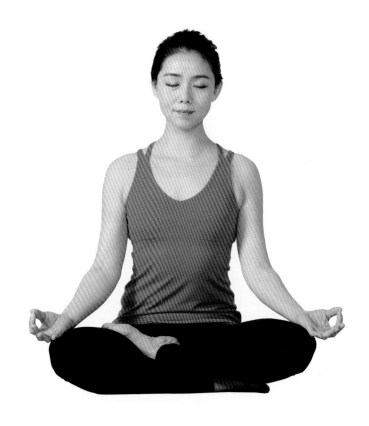

2. 热身 10 分钟
拜日式热身序列

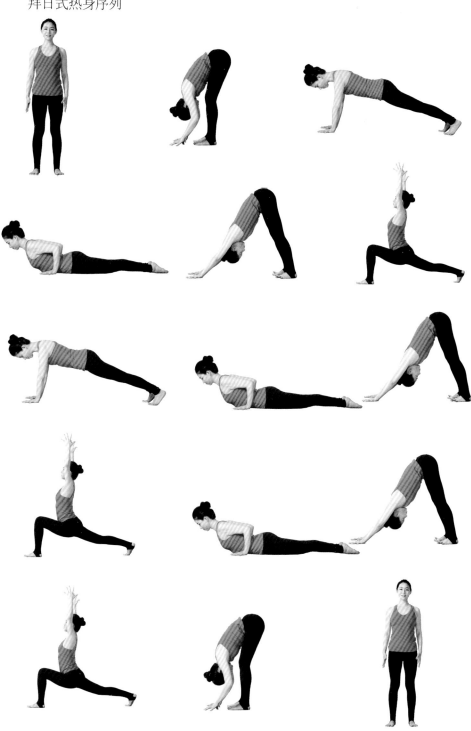

3. 站立体式 20 分钟

风吹树式（按摩易堵塞穴位）

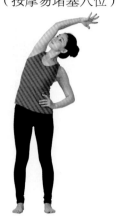
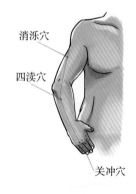

孔最穴

鱼际穴

少商穴

幻椅式（按摩易堵塞穴位）

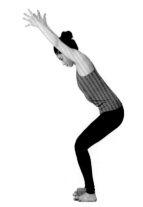

消泺穴

四渎穴

关冲穴

战士式（按摩易堵塞穴位）

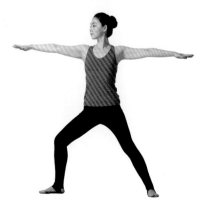
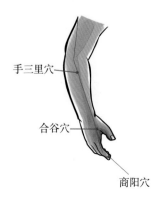

手三里穴

合谷穴

商阳穴

侧三角式（按摩易堵塞穴位）

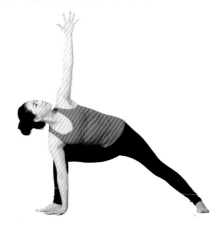 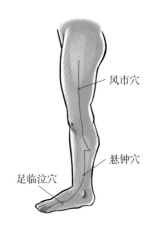

风市穴

悬钟穴

足临泣穴

祈祷式（按摩易堵塞穴位）

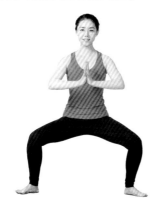 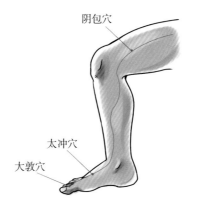

阴包穴

太冲穴

大敦穴

鸟王式（按摩易堵塞穴位）

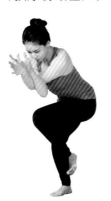 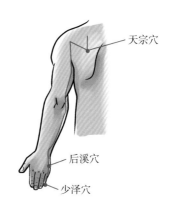

天宗穴

后溪穴

少泽穴

4. 跪立、坐立、仰卧体式 20 分钟

新月式（按摩易堵塞穴位）

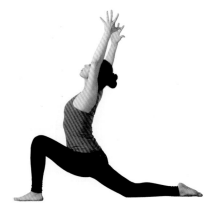

髀关穴

梁丘穴

丰隆穴

婴儿式（按摩易堵塞穴位）

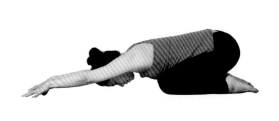
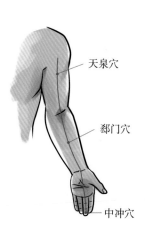

天泉穴

郄门穴

中冲穴

坐角式（按摩易堵塞穴位）

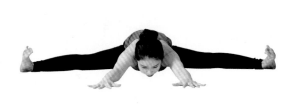
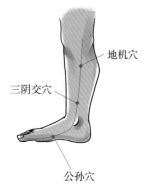

地机穴

三阴交穴

公孙穴

坐立扭转式（按摩易堵塞穴位）

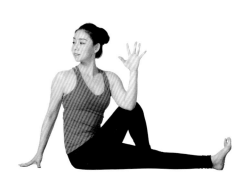
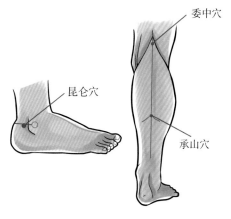

桥式（按摩易堵塞穴位）

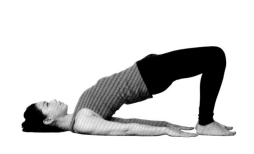
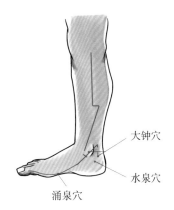

仰卧扭转式（按摩易堵塞穴位）

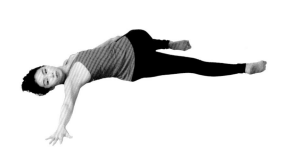
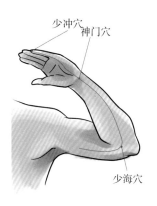

5. 瑜伽休息术 5 分钟

休息式。

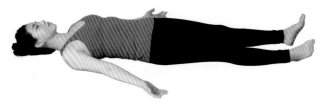

第二节　一节温和的瑜伽课

如果你身体上有一些不适或身体虚弱，柔韧度不够好或者年龄偏大了些，体形偏胖了些，建议你可以按照下面的更加温和的瑜伽课程来逐步练习。如果你认真读懂前面的体式要点，并了解了应该注意的事项，那么，这些体式练习是安全的。如果你的身体允许你完成 60 分钟的课程，那么你可以按顺序练习；如果你的身体出现疲惫或不适，那么，建议你及时停下来休息。瑜伽的练习，记得要尊重身体的感觉，我们要学会温和地对待自己的身体，慢慢地开始练习。

1. 温和调息 5 分钟

选择一个舒适的姿势坐在一块方砖上，用双手将两侧臀部的肌肉向后向上剥离，使坐骨坐在方砖上，双手掌心向上，拇指与食指指尖轻触，其余三指自然放松，呈智慧手印，轻轻地放在双膝上，闭上双眼，保持均匀的呼吸，放空你的大脑，让自己平静下来。

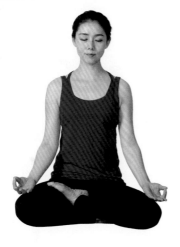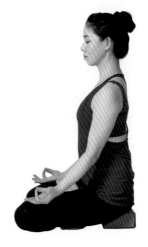

2. 热身 10 分钟

拜日式热身序列

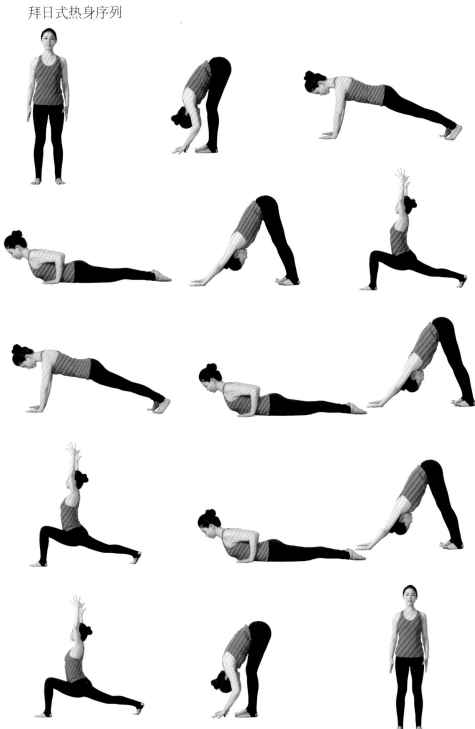

3. 温和站立体式 20 分钟

风吹树式（按摩易堵塞穴位）

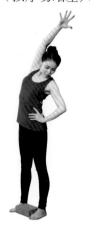

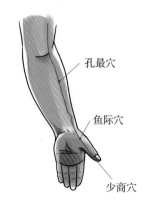

孔最穴

鱼际穴

少商穴

幻椅式（按摩易堵塞穴位）

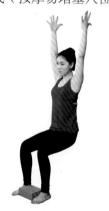

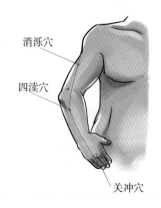

消泺穴

四渎穴

关冲穴

战士式（按摩易堵塞穴位）

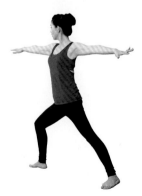

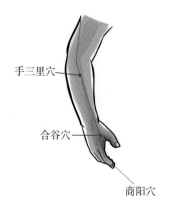

手三里穴

合谷穴

商阳穴

侧三角式（按摩易堵塞穴位）

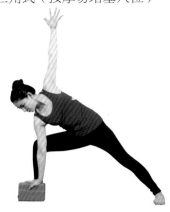
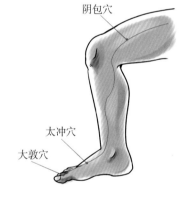

风市穴

悬钟穴

足临泣穴

祈祷式（按摩易堵塞穴位）

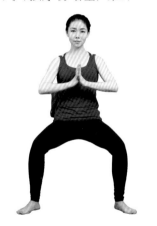

阴包穴

太冲穴

大敦穴

鸟王式（按摩易堵塞穴位）

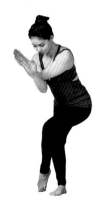
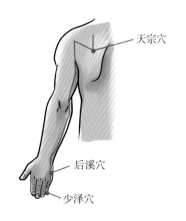

天宗穴

后溪穴

少泽穴

4.温和跪立、坐立、仰卧体式 20 分钟

新月式（按摩易堵塞穴位）

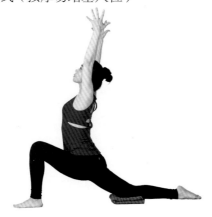
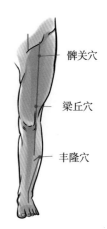

髀关穴

梁丘穴

丰隆穴

婴儿式（按摩易堵塞穴位）

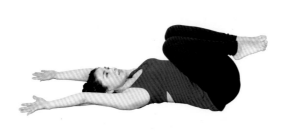
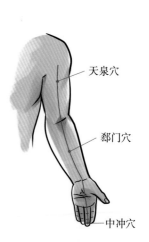

天泉穴

郄门穴

中冲穴

坐角式（按摩易堵塞穴位）

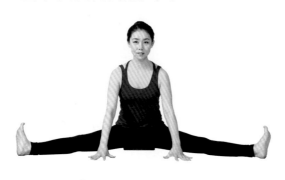
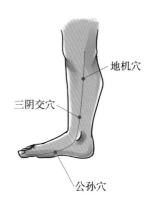

地机穴

三阴交穴

公孙穴

坐立扭转式（按摩易堵塞穴位）

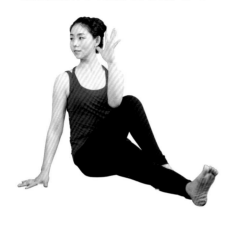
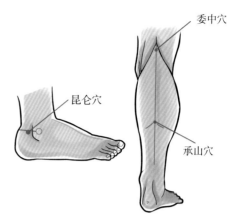

桥式（按摩易堵塞穴位）

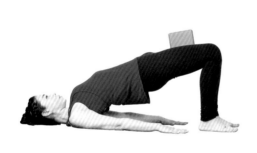
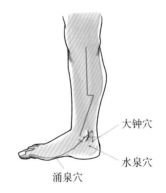

仰卧扭转式（按摩易堵塞穴位）

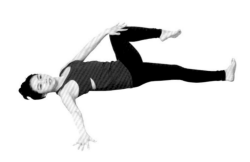
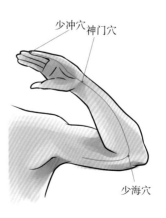

5. 温和瑜伽休息术 5 分钟

休息式。

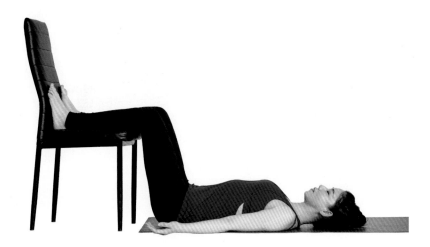

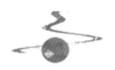

图书推荐

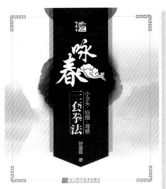

《咏春三套拳法》
定价：29.80 元

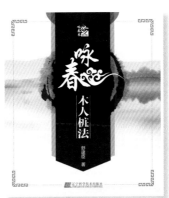

《咏春木人桩法》
定价：25.80 元

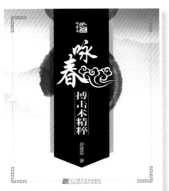

《咏春黐手对练》
定价：28.00 元

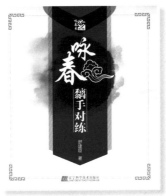

《咏春搏击术精粹》
定价：45.80 元

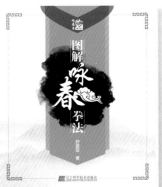

《图解咏春拳法》
定价：25.80 元

图书推荐

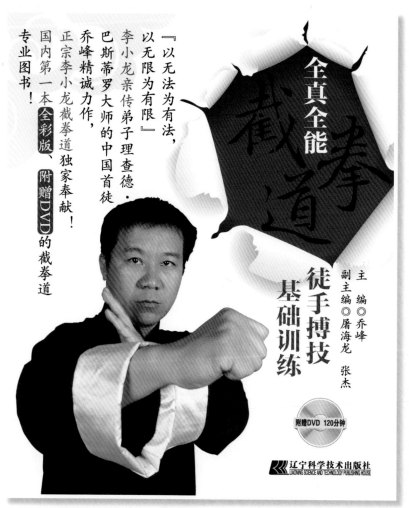

全真全能
截拳道
徒手搏技
基础训练

主　编◎乔峰
副主编◎屠海龙　张杰

附赠DVD 120分钟

辽宁科学技术出版社
LIAONING SCIENCE AND TECHNOLOGY PUBLISHING HOUSE

「以无法为有法，以无限为有限」李小龙亲传弟子理查德·巴斯蒂罗大师的中国首徒乔峰精诚力作，正宗李小龙截拳道独家奉献！国内第一本全彩版、附赠DVD的截拳道专业图书！

《全真全能：截拳道徒手搏技基础训练》

定价：48.00元

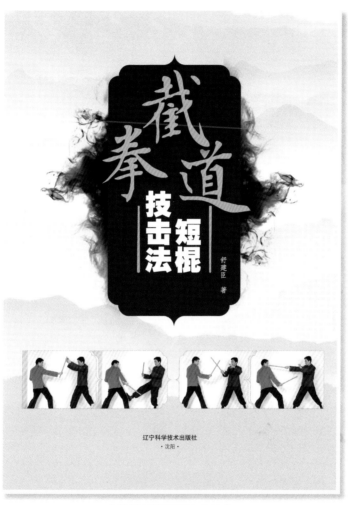

《截拳道短棍技击法》

定价：58.00 元

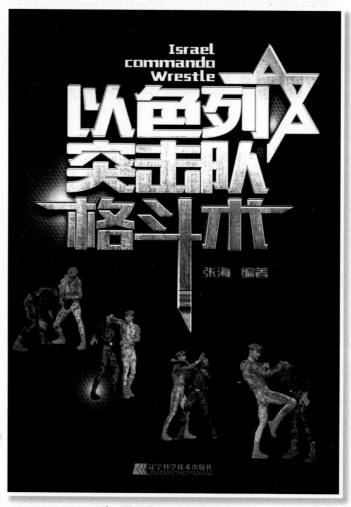

《以色列突击队格斗术》

定价：48.00元

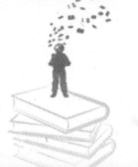